崇明故事

——县级公立医疗机构创新发展的"登三"之路

主　编　徐伟平

副主编　邢　健　丁　罡　李敏强

编　委　（按姓氏笔画排序）

丁培源　闫振峰　张　娟　李　冬

沈忠娣　沈　婕　沈海球　范绒丽

茅春宇　闻　毅　施秀红　徐　珂

郭　震　顾　漪　龚　玲

 中国协和医科大学出版社

图书在版编目（CIP）数据

崇明故事：县级公立医疗机构创新发展的"登三"之路／徐伟平主编. —北京：中国协和医科大学出版社，2015.10

ISBN 978-7-5679-0416-3

Ⅰ. ①崇… Ⅱ. ①徐… Ⅲ. ①县-医药卫生组织机构-发展-研究-中国 Ⅳ. ①R199.2

中国版本图书馆 CIP 数据核字（2015）第 228575 号

崇明故事——县级公立医疗机构创新发展的"登三"之路

主　　编：徐伟平
责任编辑：韩　鹏
助理编辑：杨小杰

出版发行　中国协和医科大学出版社
　　　　　（北京东单三条九号　邮编 100730　电话 65260378）
网　　址：www. pumcp. com
经　　销：新华书店总店北京发行所
印　　刷：北京佳艺恒彩印刷有限公司

开　　本：700×1000　　1/16
印　　张：9
彩　　页：1
字　　数：120 千字
版　　次：2015 年 11 月第 1 版　　2015 年 11 月第 1 次印刷
定　　价：26.00 元

ISBN 978-7-5679-0416-3

前　言

随着党的十八届三中全会的召开，加快卫生计生事业健康发展、深入医药卫生体制改革、创造医疗卫生从业人员良好执业环境的任务日益突出。公立医院改革中不断强调"重实际、出实招、求实效"，以期推动卫生事业管理体制的不断完善。县级医院是公立医院中的一支蓬勃发展的队伍，国务院办公厅 2012 年 6 月下发《关于县级公立医院综合改革试点的意见》，标志着县级公立医院综合改革全面启动。2014 年，国家卫计委、财政部、中央编办联合下发《关于推进县级公立医院综合改革的意见》，要求县级公立医院切实建立起保持公益性、调动积极性的运行新机制。在此背景下，如何加快县级公立医院发展，提升核心竞争力，通过管理理念和技术手段创新，促进医院整体协调发展成为每位医院管理者的必修课。

自 2009 年上海市政府实施"5+3+1"区域医疗规划以来，上海交通大学医学院附属新华医院崇明分院积极投身创建崇明三级医院工作。在市、县各级领导关心支持下，全院上下众志成城，奋力拼搏，各项工作全面推进，将医院初步建设成为具有一定核心竞争力的崇明区域性医疗中心。本书回顾了创建工作开展以来，我院在医疗质量、人才培养、科研教学、绩效管理、文化建设等方面的努力与成果，作为对我院建院一百周年的献礼，亦是对创建三级医院阶段性工作的总结。

本书面向的读者是各县级综合医疗机构的管理层、各区县卫计委管理者以及兢兢业业在各医疗岗位辛勤工作的医务工作者。

同时，本书编写过程中限于水平和时间，难免有不足之处，恳请读者和同道批评指正。

徐伟平

2015 年 10 月

目录
Contents

第一章　质量为先
——县级公立医院的医疗质量管理

医院是救死扶伤、实行人道主义的场所。医院医疗服务的对象是病人的生命与健康，这与企业、农业的生产不同，不是普通的产品。产品不合格，可以再造，而医疗质量出问题，病人生命则会丧失，无法重来。从这个意义上看，医疗质量是病人的生命，也是医院的生命。

在新华医院崇明分院锐意进取、努力"登三"的过程中，我们认识到，医院管理就是根据医院工作的实际和进一步改革开放发展的要求，与时俱进，开拓创新，将医疗质量持续改进提高，使医院获得不断更新、不断前进的源泉。

本章将从抗菌药物质量管理、突发事件应急能力探讨、医疗纠纷处理路径建设、院内感染防控工作几个方面，介绍我院在创建优秀县级医疗中心过程中的心得体会。

第一节　医院转型期抗菌药物合理使用综合管理策略

2009 年上海市人民政府对全市进行最大规模的医疗资源布点调整，我院从二级甲等向三级乙等医院转型是其中的一个重要项目，也是我院提升医疗质量的重要契机。

在转型升级过程中，我们看到，院内不合理使用抗菌药物的现状堪忧，抗菌药物使用相关指标与卫生部抗菌药物临床应用原则的评价标准差距很大。

四年间，我们通过一系列综合干预措施，使抗菌药物的不合理使用情况明显改善，相关评价指标达到或接近目标。现将工作路径介绍如下：

1. 健全管理组织，落实抗菌药物管理责任制

为加强抗菌药物临床应用管理，我院制订了《抗菌药物临床应用专项整治活动方案》，成立了抗菌药物临床应用专项整治活动领导小组和工作小组，开展多部门联动管理策略。同时，落实院科二级管理负责制，医务科与各临床科室负责人签订《抗菌药物合理应用责任状》，明确规定抗菌药物合理应用各项指标，将抗菌药物合理应用与科室的月度、年度考核挂钩，并严格执行相应的奖惩措施。

2. 建立完善的抗菌药物临床应用制度管理体系

以《卫生部办公厅关于抗菌药物临床应用管理有关问题的通知》《抗菌药物临床应用专项整治活动方案》《处方管理办法》《抗菌药物临床应用指导原则》为指导和依据，结合我院抗菌药物使用实际情况，制定一系列切实可行的抗菌药物相关管理制度，建立了较完善的抗菌药物临床应用制度管理体系。按抗菌药物的特点、疗效、安全性、细菌耐药等情况，结合我院实际，将抗菌药物分为非限制使用、限制使用和特殊使用三类进行分级管理，详细制定了不同级别医师的使用权限和特殊情况下的应急举措。

3. 建立完善抗菌药物临床应用技术支撑体系

依托药剂部门，重视临床药师的作用，使临床药师发挥专业特长，每月对抗菌药物处方进行点评，加强对抗菌药物合理性用药指标的比较，及时查找和梳理问题，及时反馈信息，同时临床药师参与医务部门抗菌药物临床应用管理工作。多部门联合，定期将存在的问题归纳汇总，以"整改通知书"的形式下发至临床相关科室，督促各科室及时进行整改。促进临床合理用药，使管理形成长效机制。

4. 确立管控关键，借助信息化手段监管

依托医院 HIS 系统对重点科室、重点环节及临床医师分级使

用情况进行监管，并每月对抗菌药物使用强度医师排名前10位、使用前10位的抗菌药物品种、联合使用超过2种、连续使用超过2周、越级使用、住院期间抗菌药物使用超过5种等情况，进行动态监管，加大检查与考核的力度，每月对监控情况在院周会进行通报讲评，考核情况与绩效相挂钩。

5. 加强抗菌药物合理使用的培训和考核

为让临床医师真正认识到抗菌药物合理应用的重要性和迫切性，我院定期组织开展临床合理应用培训，要求严格掌握适应证和给药途径，按照药物动力学特点确定给药次数，遵循"最小有效剂量，最短必须疗程"的原则。每年进行相关业务知识的考试，不合格的医师取消抗菌药物的处方权，此举大大提高了医务人员合理使用抗菌药物的自觉性和学习热情。同时通过培训，增强医务人员岗位责任心，通过临床医师的教育培训可有效提高抗菌药物应用水平。

综合干预、管理措施过程中，我院抗菌药物应用指标的变化分析：

从总体来看，抗菌药物应用经综合管理后，指标达到目标或接近目标，5年来循序渐进，特别是2011年，卫生部出台了《关于做好全国抗菌药物临床应用专项整治活动的通知》卫办医政发〔2011〕56号。作为正在创建三级医院内涵建设的基础要求，我院迅速落实相关规定，确定整治方案开展整治活动。

1. 抗菌药物使用强度

根据WHO药物统计方法合作中心提供的限定日剂量，计算抗菌药物的使用频率（DDDs），住院患者的抗菌药物使用强度，即AUD＝[抗菌药物消耗量（DDD）/同期出院患者数×同期患者平均住院天数]×100。我院2009、2010年抗菌药物使用强度为95.01DDD左右，通过专项整治活动，在各临床科室的努力下，我院抗菌药物使用强度呈逐年下降趋势，2013年降至58.81DDD，下降了36.2DDD，下降幅度达38%。

2. 抗菌药物使用率

我国滥用抗菌药物的现状堪忧，流行病学调查发现：我国住院病人抗菌药物使用率达 60%~80%，导致多重耐药菌株大量出现，抗菌药物的过度及不合理使用与细菌耐药间的关系已被证实，控制不合理使用抗菌药物刻不容缓。抗菌药物使用率由 2009 年的 77.8%下降至 2013 年的 64.92%，下降了 12.88%；同时，门急诊抗菌药物处方比例下降至 15.58%，已达到卫生部抗菌药物专项整治活动要求；急诊抗菌药物处方比例为 41.96%，接近卫生部 40%的要求；随着使用率的下降，抗菌药物费用占比下降 9.06%。

3. Ⅰ类切口预防使用抗菌药物比例

Ⅰ类切口围术期预防使用抗菌药物是环节质量监管的重要内容，是对手术科室合理使用抗菌药物的最重要的指标。由于医师对抗菌药物的过度依赖，无严格的用药指征，Ⅰ类切口预防使用抗菌药物比例 2009 年达 99.75%，几乎覆盖全部手术病人，5 年间经不断努力逐年下降为 2013 年的 42.89%，下降幅度达56.86%。围术期预防使用抗菌药物合理性明显改善，特别是乳腺手术、甲状腺手术、冠脉介入基本不使用抗菌药物。

4. 限制使用、特殊使用病原学检查送检率

明确的病原学诊断是抗菌药物应用的依据，药敏试验是准确选用抗菌药物的基础，是抗菌药物联合使用的依据，也是更换抗菌药物的可靠标准。但临床医师对病原学诊断重视不够，病原学检查送检率较低，经验性治疗现象普遍，这是临床抗菌药物治疗水平不高的体现。减少抗菌药物使用的随意性和盲目性，对转型升级中的我院任重道远。通过 5 年干预，取得阶段性成效，2013 年限制使用病原学检查送检率上升了 25.24%，达 56.77%，特殊使用病原学检查送检率上升了 24.55%，达到 82.32%，均达到卫生部要求的标准（表 1-1）。

表 1-1　2009 年至 2013 年我院抗生素药物使用情况

	2009 年	2010 年	2011 年	2012 年	2013 年
抗菌药物使用强度（DDD）	95.01	93.85	85.91	70.52	58.81
抗菌药物使用率（%）	77.8	78.03	73.65	69.71	64.92
门诊抗菌药物处方比例（%）	26.2	27.28	23.75	17.18	15.58
急诊抗菌药物处方比例（%）	60.2	55.95	41.87	41.4	41.96
抗菌药物费用占比（%）	25.06	23.42	21.04	19.16	16
Ⅰ类切口预防使用抗菌药物比例（%）	99.75	99.84	96.7	62.17	42.89
限制使用病原学检查送检率（%）	31.53	32.7	41.16	46.73	56.77
特殊使用病原学检查送检率（%）	57.77	70.88	73.05	77.96	82.32

综上所述，在卫生部相关文件的指导下，县级公立医疗机构进行抗生素药物使用情况的管理过程中，医院采取多部门联动是关键，通过综合干预、全程监管的方法，我院滥用抗菌药物情况得到了有效遏制，大部分指标达到卫生部要求并得到巩固，抗菌药物临床应用水平有了较大提高，抗菌药物临床应用管理取得阶段性成果。

在进行抗生素药物质量管理过程中，医院始终树立一线员工的转型升级的愿景为落脚点，中心工作紧紧围绕创建三级医院这个主题，将抗菌药物监测指标的考核与三级医院创建标准结合起来，让医务人员认识到，抗菌药物的合理使用是医院内涵质量要求，围绕转型升级主线，使思想意识升华，这样临床执行力较高，成效明显。

通过数据对比分析，发现我院抗菌药物应用管理仍任重道远，抗菌药物使用强度和抗菌药物使用率与卫生部的要求还有差距，今后须进一步建立健全监管体系，规范临床用药行为，提高抗菌药物临床应用水平。

（张　娟　王　宁　杜玲玲　徐伟平）

第二节　县级医院突发事件应急能力建设探讨

突发事件是指突然发生的，威胁生命健康与安全，造成或者可能造成严重社会危害，需要立即采取干预措施的紧急事件。鉴于突发事件的突然性和不可预测性，如何提高保障公共安全和处置院内突发事件的应急能力，最大限度地预防和减少突发事件及其造成的损害，是摆在县级医院面前的一个紧迫难题。

自上海市政府2009年启动"5+3+1"工程以来，我院开展了三级医院创建工作，不断按照三级医院标准严格要求各条线工作，对突发事件应急管理能力建设也日益重视。

2009年初，我院在应急能力建设方面面临的问题主要有以下三点：

1. 应急预案流于形式，缺乏有效培训和演练

突发事件应急预案的培训和演练，可以大大提高危机事件发生后医务人员的应对技能，并有效降低突发事件所带来的损害。但在2009年前，医院的应急预案并没有引起足够的重视，没有进行相应频次的训练。医务人员缺乏应急知识和实际操作经验，如果危机暴发，医院容易陷入手忙脚乱的状态。

2. 尚未建立完善的应急报告和快捷信息传递机制

突发事件发生后，如果医院缺乏完善的应急报告和快捷的信息传递机制，相关领导和人员无法在第一时间及时准时地了解事件的最新信息，可能错失控制危机扩大的最佳时机。在2009年前我院并未细化应急上报事项并予以严格落实，同时由于缺乏有效的信息传递手段，信息的通知时常处于滞后状态。

3. 应急组织体系不完善

突发事件是一种非常态危机，需要医院在最短时间内调集相应资源全力应对突发危机，这就对医院的组织能力提出了很高的要求。在2009年前医院还未建立统筹应急事态的应急管理委员会，部门之间缺乏高效顺畅的交流与沟通，从而使危机暴发时医

院整体难以形成最大合力。

探索中我们发现，突发事件的应急管理离不开多部门的联动，为此医院专门成立了应急管理委员会，作为突发事件应急管理工作的最高领导机构，在应急管理委员会领导下，医务科、党政办作为应急处置工作的主管部门，完成日常工作，包括贯彻落实上级有关部门的决定、要求，履行值守应急、信息汇总和综合协调职责。因此，自2009年起，我院开展了全面的应急突发事件处理能力提升方面的努力。

1. 培训与演练相结合，促进医务人员对应急知识的掌握，提高医务人员应对突发事件的技能

（1）积极开展应急培训

打造一支技术、心理素质过硬的医护队伍是成功应对突发事件的有效保证。我院在日常管理过程中高度重视医务人员应急素质的培养，针对医护人员各自的岗位特点，定期进行多内容、多形式的应急培训。2014年我院在全院范围内组织了各类应急培训8次，邀请了相关领域的专家前来讲座，内容包括：人感染H7N9禽流感诊疗方案、心肺复苏理论知识培训、传染病防治法等。形式包括：理论与操作、观摩与考核等，并采取多种措施提高培训出席率和知识知晓率，全方位提高我院医护人员应对突发事件的综合专业水平，以便一旦发生紧急事件，医务人员能快速进入状态，按流程开展工作。

（2）认真组织应急演练

突发事件是偶然突发的，日常预案的演练是在为危机所做的准备中必不可少的一个极其重要的环节。开展逼真的应对情景训练可促进医务人员在演练中熟悉应急规章制度和处理流程，使他们学以致用，掌握得更加牢靠，从而提升医务人员对突发事件的综合处置技能和水平，最终从根本上提高医院应急反应能力。在2014年我院多次对重要应急预案进行演练，组织了包括H7N9禽流感演练、危重孕产妇抢救演练、肠道传染病防控实战演练及静

安区和崇明县批量伤员医疗应急救援联合桌面演练等在内的多起实战演练，并不断提高演练的实战效果，精心谋划，务求使演练贴近实战，强化各部门在应急事件处置过程中的协调联动能力。

2. 落实应急报告制度，借力信息化建设，实现突发事件发生后的快速响应

（1）建立完善应急报告制度

严格的信息上报是应急响应的基础，准确、及时和全面的信息是做出正确决策的前提。应急信息高效精确的管理，必须做到"将最准确的信息，在最恰当的时间，传递给最合适的决策者"。我院在应急建设过程中不断建立和完善应急报告制度，细化应急报告事项，并实行严格的责任人问责制度。我院要求当事人员要认真落实应急报告制度，不能忙于处理应急事件而疏于报告，要根据事件严重程度按时间节点进行上报。上报的信息要做到准确，不能存在丝毫马虎，并且要时刻关注信息的变化，及时反馈最新的信息。管理部门接到报告后不得延误和懈怠，要对突发事件高度敏感，第一时间按照程序进行处理，同时向领导汇报，从而做到环环紧扣，缩短突发事件发生后的应急反应时间。

（2）借力信息化建设，实现信息快速传递

鉴于突发事件的突然性和不可预测性，如何实现信息的快速传递，在第一时间将最新的信息通知到相关人员成为医院应急的关键。在当今社会，医院在应急能力建设过程中必须高度重视信息化的手段，利用信息建设做到应急信息能够第一时间上传下达，避免迟报、漏报，节约一切能节约的时间，用最短的时间实现信息的传达。我院充分利用了短信平台这一信息化手段，在短信平台里建立了卫生技术应急人员和应急管理人员的群组，不出办公室、不用一分钟，就能通过发短信的方式，使相关人员第一时间同时收到相关讯息，确保了他们能及时采取措施，对突发事件做出恰当的反应和处理。

3. 建立健全应急管理机构，加强卫生应急专业技术队伍建设，不断完善应急组织体系

（1）建立健全应急管理机构

医院应有专门的应急领导协调机构，能够及时组织和协调人力物力资源；各对口科室、部门统一接受领导机构的指挥，保证医院应急指挥的畅通，并能根据情况变化适时调整。应急管理机构的建立有利于统一指挥，集中领导，调动全院力量，共同完成突发事件的处置工作。我院成立应急管理委员会，作为突发事件应急管理工作的最高领导机构，决定和部署本院突发事件应急管理工作。应急管理委员会定期召开会议，专门讨论应急相关工作安排，包括制订医院应急管理年度工作计划、年度工作总结等，以提升医院应急管理机构的综合应急处置能力。在应急管理委员会领导下，医务科、党政办作为应急处置工作的主管部门，贯彻落实上级有关部门的决定、要求，履行值守应急、信息汇总职责。

（2）加强卫生应急专业技术队伍建设

卫生应急队伍以开展现场应急处置工作为主要任务，建立一支技术精湛、反应迅速、保障有力的卫生应急专业技术队伍，是保障应急处置工作顺利开展的关键。一般医院应急队伍所有成员均来自各个科室，平时他们承担日常医疗工作，紧急情况下则抽调出来完成应急医疗任务。这些应急队员是组建一支合格卫生应急队伍的前提，卫生应急队伍的人员建设重点应是队员的培训选拔及各专科专家的应急救治和指导。我院已经建立了各类专业人才专家库，可以根据实际需要聘请有关专家组成专家组，紧急情况下参加突发事件的应急处置工作。创三以来依靠新华总院强有力的支持，我院应急专家库吸纳了包括新华专家在内的各学科高级职称的专家，为应急队伍提供了坚实支撑。此外，我院还定期进行应急队伍人员的更新和补充，以保证应急队伍整体力量和水平。

开展以上工作至2015年，我院初步建立了较为健全有效的突发事件应急机构，总结成果，有以下几点：

首先，全面提升了我院职工的应急事件处理知识水平（表1-2）：

表 1-2　2009~2014 医院应急知识考核成绩统计

年份	90~100 分	80~89 分	70~79 分	70 分以下	合计
2009	20（21.3）	55（58.5）	18（19.1）	1（1.1）	94（100.0）
2014	38（37.3）	61（59.8）	3（2.9）	0（0）	102（100.0）

注：括号外为人数，括号内为百分比（%）

　　突发事件应急处置过程中，第一时间采取适当措施是及时有效控制事态扩散的基础。从上表中可看出，2014 年我院医务人员在应急知识考核中 80 分以上的人数比例达 97.1%，比 2009 年上升 17.3%，优秀率大幅增加，这得益于我院在创三期间对应急培训和应急演练工作常抓不懈，我院医务人员应对突发事件的知识和技能得到了全面提升，使他们能面对突发状况临危不乱，处理事情井然有序，从而做到控制不良事件影响的扩散。

　　其次，全员对应急事件的响应时间逐年提高（表 1-3）：

表 1-3　应急（演练）事件发生后的平均响应时间

年份	时间（分钟）
2009	7.3
2010	6.2
2011	5.6
2012	5.8
2013	5.1
2014	4.6

　　应急服务能力首先体现在反应速度上。医院在应对突发事件时，当事人员及时准确地报告信息，管理部门迅速地将信息通知到位十分关键，它对于识别事件苗头、准确判断情况、作出正确决策、及时应急处置、控制事态扩大具有重要意义。医院应急（演练）事件发生后的平均响应时间可以作为衡量医院应急报告是否完善和信息传递是否便捷的指标之一，从表中可看出，从

2009 年至 2014 年，我院应急（演练）事件发生后的平均响应时间总体不断降低，可以说明"创三"以来我院高度重视应急报告和信息传递建设工作，依托新华总院和上级主管部门的支持，我院在应急响应能力方面取得了一定成效。

医院作为群众就医的公共场所，一旦发生涉及环境安全、医患冲突、院内急救等突发事件，处置不好常常导致严重后果，且扩散迅速，以致局面无法控制。辽源中心医院大火、哈尔滨天价医药费、宿州眼球事件，一件件令人揪心事件的发生，凸显了医院对突发事件应急反应能力的迟缓和苍白。其实，每一起应急事件发生的背后都反映出一定缺陷，小到断电事故、院内感染事件，大到房屋倒塌事故、医患剧烈冲突事故、媒体处理不当引发的信任危机事件等，一系列的事件或事故给医院提供了许多参考信息，医院管理者要善于将这些教训变为经验，而不是置之不理。我院在创建三级医院期间探索的有益措施，初步形成了应对突发事件的有效途径与方法，为县级公立医院妥善处理突发事件提供了一套可借鉴的实践操作方法。

（陈年华　杜玲玲　沈俊娴　张　娟）

第三节　转型期县级医疗机构医疗纠纷
适宜处理途径

医疗纠纷或称医患纠纷，目前有不同定义，一般指医患双方对医疗后果及其原因产生分歧面向医疗机构、卫生行政部门或司法机关提请处理而发生的争议。《上海市医患纠纷预防与调解办法》称医患纠纷，是指医疗机构及其医务人员与患者之间因医疗、护理等执业行为发生的争议。

医患关系的处理已经提升到法制、政治的高度。各家医疗机构亦意识到离开医疗安全无从谈及医疗质量，医疗纠纷处理办公室在各大医院成立，在医院发展中成为不可或缺的职能部门。

我院在 2005 年成立医疗纠纷处理办公室，隶属医教科，分派两名成员处理医疗纠纷，主要以处理医疗纠纷为主，并未涉及医疗事件的事前预防、事中干预、事后反馈等环节，2010 年根据《上海市三级医院评审标准》，我院医疗纠纷处理办公室独立办公，曾更名为质控办，目前称为接待处理办公室，设主任、副主任各一名，科员两名，专职处理医疗事件，逐步涉及医疗事件的事后反馈、事前预防、事中干预等环节。

一、医患纠纷处理渠道的建立和其优劣势分析

在完善组织结构、制度流程同时，处理医疗纠纷适宜处理途径的选择是关键，目前我国的医疗纠纷解决途径有四条。国务院 2002 年颁布的《医疗事故处理条例》（以下简称《条例》）第四十六条规定："发生医疗事故的赔偿等民事责任争议，医患双方可以协商解决；不愿意协商或者协商不成的，当事人可以向卫生行政部门提出调解申请，也可以直接向人民法院提起民事诉讼"。自此，形成三条医疗纠纷处理途径：医患双方共同协商解决；卫生行政机关调解解决：直接向事故发生地人民法院诉讼解决。

2010 年 5 月，司法部、卫生部、中国保监会三部门联合下发《关于加强医疗纠纷人民调解工作的意见》，2010 年 7 月开始施行《中华人民共和国侵权责任法》，以上文件的下发标志着原有医疗纠纷处理机制与模式的衰落，标志着三部门正式联手推动建立一种新型的医疗纠纷处理机制与模式，即医疗纠纷人民调解。2011 年 6 月 14 日，上海市人民政府发布《上海市人民政府关于开展医患纠纷人民调解工作的若干意见》，根据此意见，建立上海市医患纠纷人民调解工作办公室（简称"市医调办"），各区县相应成立区县医患纠纷人民调解工作办公室（简称"区县医调办"），设在区县司法局，负责辖区内医患纠纷人民调解的组织、指导和管理。2014 年 1 月 6 日，经上海市政府第 36 次常务会议通过，《上海市医患纠纷预防与调解办法》于 2014 年 3 月 1 日起施行。崇明县医患纠纷人民调解工作办公室（简称"区县医调办"）与 2009 年成立，我院亦从 2010 年开始通过以上四条途径解决医疗

纠纷，通过对近年来我院已处理医疗纠纷事件调查，归纳分析，以上四条途径各有以下优缺点。

二、医患双方共同协商解决优缺点

医患双方协商是医患双方通过协调和谈判，在平等自愿、互谅互让的基础上达成协议，由此自行解决医疗纠纷的一种方式。其特点如下：首先，具有独立自主性及灵活性，无须借助于第三方的鉴定，协商以谈判方式和平解决纠纷，及早介入及时处理能够有效防止纠纷的扩大和激化，近年来，我院接待办在医疗事件发生第一时间，与医务科及临床科室取得联系，介入患者的治疗，给予人文关怀，为治疗结束纠纷处理埋下感情伏笔，多数患者还是能够与院方和平解决事件，只要双方同意，即可达成协议，不需要特定的法律程序；其次，协商解决医疗纠纷，节约管理成本及处理成本（无须支付律师代理费、诉讼费、鉴定费等），有效减轻医患双方的负担。再次，协商是由接待办代表院方与患方在医院内部非公开地解决纠纷，减少了医疗纠纷对医院造成的负面影响。正是该途径的以上特点，也就不可避免产生以下不足：第一，接待办是医院内部专职处理医疗纠纷的办公室，代表院方与患方对话，初期阶段肯定有对立情绪和不信任，协商基础不牢，接待处理不可能一蹴而就，往往一件事件需要 2~3 次的接待处理。第二，由于协商的基础不是以医疗事件的鉴定结论为依据，医疗事件的定性定责概念模糊，具体实践中医患双方为了尽量最大化本方利益，往往讨价还价，为了达到利益不择手段。由于崇明县区域不大，患者以当地农村合作医疗人员和城镇人员为主，医疗事件的院内协商不顺，往往造成患方滞留医疗区域，死亡患者尸体停留医院太平间，挟尸要价。在协商的基础上，通过借助于媒体负面报道、上访及"医闹"等非法律途径强行抬高协商额度，迫使医疗机构高额赔偿，故会造成无责赔偿维稳协议，在社会上造成"大吵大赔，小吵小赔，不吵不赔"的不良影响，变相鼓励了"医闹"行为，为医院有序医疗环境埋下不良隐患。

第三，医患双方信息不对称，医方在医疗信息的掌握上处于优势，导致了双方在有关医疗行为的正当与否上无法实现实质的平等交流。因此，如果没有律师或医学专家的帮助，患者在协商中将处于十分不利的地位：他们往往很难找准协商的关键点，也无法准确表达自己的真实意思。第四，协商处理的医疗事件避免了对当事医师的行政处罚，没有医疗事件的最终定性定责，仅有医院内部专家对该事件的分析及医疗管理部门的谈话，事后反馈强度弱，持续改进的力度小。第四，和解协议的法律效力难以确保。和解协议达成后。如果患方反悔，那么该协议就会无效，为此所作的努力也成为徒劳，我院已处理的事件中亦有此类案例，后再经司法途径解决。

三、卫生行政部门行政调解途径的优缺点

行政调解特点：行政权在保障和实现公共利益和公共秩序时，行动力强，效能高，能够有效地开展纠纷事实的调查，能获得医疗机构的积极配合，其处理方式也更为灵活；同时，卫生行政部门拥有一批具备医学知识的专业人员，调解的专业性和针对性都很强。同时也具备以下不足：第一，卫生行政部门与医疗机构存在的管理关系使患方对此调解方式不信任，医方对此调解方式也不愿意采用，因此实践中该途径很少运用。第二，卫生行政部门的中立性受到怀疑。卫生行政部门是医院的主管部门，在纠纷处理过程中，因部门利益而导致的行业保护能否有效避免让人怀疑。第三，行政调解的范围有限。根据《条例》的规定，卫生行政部门进行行政调解仅限于医疗事故。当发生医疗事故之外的纠纷时，卫生行政部门缺乏介入的法律依据。第四，行政调解的法律效力低。与其他行政机关的调解一样，现有的医患纠纷行政调解缺乏法律效力，对当事人的约束力不高。而法律效力的不足直接影响到了卫生行政部门进行调解的积极性和调解协议的执行力。第五，行政调解所依据的是医疗事故鉴定结论。出于当地风俗，死亡病人家属不愿尸体解剖，故医疗事故技术鉴定的重要证

据就剩下病历了，而病历完全由医务人员完成，患者从心里对病历的效力认定就持怀疑态度，故无法接受不利于自己的鉴定结论，另外医疗事故技术鉴定存在程序繁琐，时间较长，医疗事故鉴定的相关鉴定人员法律知识不足，承担的法律责任偏弱，鉴定程序缺乏透明度和必要的监督，这些都影响到了医疗事故鉴定的中立性。目前我院基本不采用该途径解决医疗纠纷。

四、医疗纠纷诉讼途径的优缺点

医疗纠纷诉讼是指法院在当事人及其他诉讼参与人的参与下，就医疗纠纷案件进行审理和作出裁判的行为。其优势表现为：它以国家的强制力作为后盾。法院作出的裁决是最终的裁决，当事人必须履行，当一方不履行时另一方可以申请强制执行；同时，诉讼有严格的程序保障。法官作为诉讼的指挥者和操纵者，在对纠纷的案由进行合理分析的基础上作出裁判，有利于公平和正义的实现。同时存在以下不足：

第一，医疗诉讼专业性强。裁决依据仍然要归结到医疗事故或医疗损害鉴定，同样存在患者对医疗事故鉴定结论的不信任性，而目前医疗诉讼中的鉴定在程序、人员等方面存在诸多的问题，医患双方对法院根据鉴定作出的裁判认可度均有不同理解；第二，诉讼成本高，绝大多数医疗纠纷需要鉴定及相关材料的举证，聘请律师等，这大大增加了医患双方的负担。我院近年来诉讼案件平均每例赔偿额高于第三方协调案例，远高于医患双方协商案例；第三，诉讼时间长。我国目前相关法律法规对医疗事故鉴定期限没有明确的规定，有些案件还存在多种及多次鉴定的问题，这往往导致案件处理周期长。

五、第三方调解优缺点

医疗纠纷第三方调解是指在司法行政部门的指导下，运用人民调解机制，以第三方的介入，以医疗责任保险为载体进行医疗纠纷的调解、周旋，促成当事人达成协议，化解矛盾的一种纠纷解决方式。上海市人民政府规定，赔偿索赔额超过三万元时，医疗机构不得与患方协商解决，必须通过第三方或其他正规途径解决。第三方调解机制在有效化解各种医疗纠纷，保护医患双方的利益和构建和谐医患关系等方面取得了较好的社会效果，并已成为解决医疗纠纷的重要方式之一具有以下特点：第一，独立性。从组织机构及经费来源均独立于卫生行政机构以外，一方面保证了这种调解机构是一个不隶属于任何行政机关的中立的群众性民间组织，具有中立的法律地位；一方面还保证了在调解过程中不掺杂其他机构或人员的利益因素，体现其公益性，并最终能保持医疗纠纷第三方调解机构的公信力。第二，专业性。《上海市医患纠纷预防与调解办法》第一章第七条规定，市卫计委部门应当会同司法行政部门组建医患纠纷人民调解咨询专家库，专家咨询费由市、县财政按照有关规定予以保障。第三，第三方调解机制作为新的解决医疗纠纷的途径，程序简易灵活、免费调解、周期短、调解协议具有较好的执行力。第四，具有法律效应，医患双方通过第三方调解达成协议的，医患双方当事人认为有必要的，可以依法向人民法院申请司法确认。

由于第三方调解机制形成不久，在与保险公司理赔衔接方面还有待加强，第三方调解组织实行科学调解、定赔不定责的原则，即在调解活动中不去追究是否存在医疗过错及是否具有因果关系，只求解决医疗纠纷，而保险公司理赔原则是有过错，有责任才理赔，往往造成医疗机构理赔不够，在打击医疗机构购买保险的积极性同时也阻碍了第三方协调机制的进一步完善进程；另外，第三方调解机制宣传还不到位，人民群众对这一事物还不了解，且第三方调解属于自愿调解，无强制措施，当患方赔偿标的不能达到时，缺乏有效手段引导患方进行第三方协调，其过程往往伴有医闹事件发生。

作为县级公立医疗机构，我院在创建三级医院过程中，根据《上海市三级医院评审标准》，从制度、组织、流程各方面，加强投诉管理，妥善处理医患关系逐步形成了一套投诉管理体系。

第一，制定投诉管理制度及重大医疗纠纷事件应急处置预案。落实《医院投诉管理办法》，实行"首诉负责制"；设专职接待部门及专职人员，职责明确。投诉接待室配置完善的录音录像设施；及时处理投诉，一般投诉二周内予以答复；对投诉问题及时反馈并跟踪整改落实情况；配合推进医疗纠纷人民调解，探索"第三方"调解机制。

第二，建立方便患者的投诉处理流程（图1-1）。在医院显著位置公布投诉渠道、流程、电话、信箱和上级部门投诉电话。

第三，投诉分析和整改。对投诉事件进行定期分析；建立健全投诉档案，包括书面、音像档案资料；将患者对医务人员的投诉与医师考核、科室绩效考核和职能部门工作评价密切结合。医疗纠纷信息按规定时限上报卫生行政部门。

我院2010年至2014年已赔付的医疗纠纷案例278起；其中协商处理185起，占总量的67%；司法判决处理18起，占6%；第三方协调处理73起，占26%；行政调解2起，占1%。其中2010年协商处理比例为90%，第三方协调及法院判决各占5%，2014年协商处理比例为50%，第三方协调占35%，法院判决为15%，处理方式已发生明显改变。

我们认为，事前预防、事中介入、事后选择适宜性处理途径的医疗纠纷处理体系在处理纠纷时非常重要，适宜性途径的选择有多种因素决定，主要参考经济赔偿额、医疗事件院内讨论性质、医务人员及患方需求等多方面，作为医疗纠纷处理的关键一环，有待进一步完善。

我国正处于法制现代化和社会转型的进程中，各种社会矛盾凸显，医疗纠纷日渐增多，成为社会的焦点问题。现代社会用调解的方式解决社会矛盾，已经成为各国司法改革的一种趋势。客观形势要求在进一步深化医疗卫生体制改革的同时，如何还医疗机构一个有序的医疗环境，形成一个纯净的医疗氛围，构建一个以第三方调解机制为主、以诉讼解决为最终保障的医疗纠纷处理体系是未来中国解决医疗纠纷多元化发展的趋势，加大社会宣传

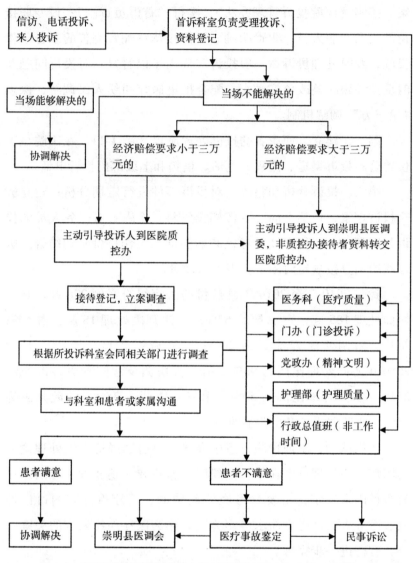

图 1-1　新华医院崇明分院医患纠纷投诉处理流程图投诉处理流程

力度，增强法制建设是医疗纠纷处理强有力的外部环境。

　　我们认为，目前四种纠纷处理途径并存只是一个过渡时期，作为医疗体制改革的主体，我院已处于打造内涵建设的转型期。通过近年来医疗纠纷处理的调查与研究，对于目前存在问题，解决途径如下：建立医疗纠纷预防、处理与反馈的体系，加强医院人才及技术准入，加强医务人员三基培训，提升医疗质量。一旦发生医疗纠纷，尽量优化处理流程，在目前四条途径并存情况下，选择适宜解决途径，依法处理医疗纠纷。

（闫振峰　徐　华　梅燕飞　姚忠卫　徐伟平）

附：死亡患者医疗纠纷原因分析及防范对策

改善医患关系，预防医疗纠纷尤其是重大医疗纠纷的发生，是医护人员和医院管理者当前面临的艰巨任务。而因为死亡患者的医疗纠纷常常演变成恶性医疗纠纷事件，具有解决难度高，赔偿数额多，家属情绪大等特点，其防范更显重要。本文回顾分析医院近5年来41例死亡病人重大医疗纠纷案例，探讨其产生原因，并为重大医疗纠纷的防范提供对策。

一、资料来源与方法

收集整理2009年4月~2014年4月发生并结案的41例死亡患者医疗纠纷专册信息资料，包括患者姓名、年龄、住址、诊疗过程、投诉焦点、医疗纠纷解决途径等信息，资料真实可靠。已排除服务态度类原因以及对诊疗过程有误解，无理取闹等无效纠纷案例。

41例死亡病人医疗纠纷科室分布显示（附表1）：在临床科室中虽然分布广泛，但具有相对集中的特点，多发生于高风险科室，外科近5年共19例，内科近5年共17例，其他科室共5例。普外科在外科系统中发生率最高，占外科系统的79%。

附表1　41例死亡病人医疗纠纷科室分布情况

科 室	发生例数	构成比（%）
外科	19	46.3
普外科（其中门诊2例，急诊1例）	15	36.6
骨科	2	4.9
泌尿外科	1	2.4
神经外科	1	2.4
内科	17	41.5
心内科	5	12.2
呼吸内科	3	7.3
消化内科	3	7.3
肾内科	2	4.9
急诊内科	2	4.9
肿瘤科	2	4.9
其他	5	12.2
妇产科	2	4.9
儿科	1	2.4
血透室	1	2.4
口腔科	1	2.4

二、死亡患者医疗纠纷原因分析

死亡患者医疗纠纷主要原因，为医务人员对病情发展预测判断能力不足，导致对病情严重性估计不足，反映出诊疗技术水平不足（附表2）。研究发现，41例纠纷产生的原因虽然不同，但具体表现形式雷同：归纳为观察不到位、治疗不及时、手术不当、抢救不及时、用药不当、违反诊疗常规、漏诊七个方面，值得注意的是，病情演变未关注占了12.2%，猝死占了7.3%。

附表2　41例死亡病人医疗纠纷原因分布

原　因	发生例数	构成比（%）
治疗不及时	10	24.4
手术不当	8	19.5
告知不到位	6	14.6
病情演变未关注	5	12.2
抢救不及时	3	7.3
用药不当	3	7.3
猝死	3	7.3
违反诊疗常规	2	4.8
漏　诊	1	2.4
合　计	41	100.0

外科发生的纠纷原因，常因医务人员未严格执行医疗规章制度和操作规范，手术操作不当等造成医疗后果而引发。外科医师不仅需具备严谨的临床诊疗思维能力，还要具备熟练的手术、有创操作能力，诊疗及手术过程的任何一环节出问题均有可能产生医疗纠纷。数据显示，41例纠纷中手术科室占比略高，共涉及22例，占54%。重大纠纷发生时，患者家属通常对诊疗过程和治疗方案很少关注，而对医疗行为产生的后果极度不满。另一方面，个别手术科室医务人员医疗安全意识，日常查房、术后观察流于形式，未能密切关注患者的病情变化，或手术前无充分术前准备，或诊疗计划存在缺陷，或手术方案未充分告知，一旦患者术后死亡，即引发医疗纠纷。

内科死亡病人纠纷主要发生在老年病人、慢性病病人。常见欠准确临床诊断、诊疗不及时、疗效差未达到期望值等因素导致医疗争议。急诊内科发生的纠纷通常存在对患者预后估计不足，没有按照高危患者的诊疗流程妥善处理，没有严密观察病情，没有进行相应告知而引发。另外，猝死的发生患方通常不理解，因为意外的死亡对患者家属打击非常大，导致纠纷发生。

总结看来，医生责任心不强常表现为未严格按照医院的"医疗核心制度"进行诊疗，观察病情不细致，辅助检查遭忽视或缺乏针对性复查；对于患者的病情，疾病转归，治疗方案，并发症等情况缺乏有效沟通。患者死亡后，家属对诊疗过程有异议直至发生重大医疗纠纷。而不恰当的舆论导向，部分媒体对医疗过失报道失实，有时仅从新闻角度和自我理解角度来宣传医疗损害，及"医闹"行为的影响让人们的思维打上烙印，当医患发生纠纷时，"大闹大赔、小闹小赔"的惯性思维就会起作用，从而激化医患矛盾。

针对以上的情况，我院提出以下五条防范和解决医患纠纷的对策：

（一）坚决执行医院核心制度

要落实各种医疗工作制度，重点抓好医疗告知、技术准入、质量监督、危机管理等环节，建立长效防范化解医疗纠纷的机制。规范化制作医疗告知书，从医疗和法律两个角度考虑，既不能违反现有法律法规，又能保证较强的可操作性。对于开展的医疗新项目，需通过技术准入，决不盲目开展不成熟的项目。除此之外，新技术新项目的开展必须制定完善的风险防范控制机制，且在实践过程中不断完善。

（二）加强临床一线人员的培训

加强临床一线人员的技能培训，提高临床技能，对降低纠纷的发生有重要意义。一方面，重点抓"三基"训练，严格按照医疗常规操作。许多纠纷都是因为基础医疗质量不扎实而引发，因此，我们不能只重视新技术、新项目的开展而忽视"三基"训练。新技术、新项目的开展是建立在常规技术和项目顺利、有效开展基础之上的。另一方面，要加强医务人员法律、法规培训。《侵权责任法》的实施，对医疗行为的合法性与违法性进行了明确界定。法律专家对医务人员医疗法律法规培训是防范纠纷非常必要的手段。

（三）加强医务人员责任心培养和有效减负

适当控制临床一线人员的劳动强度，医疗事业是良心事业，是人命关天的大事，怎么强调责任心都不为过。本研究对占12.2%因对病情未关注而引发纠纷，反映责任心不强必须引起重视。进一步调查发现，其与临床劳动强度关系密切。过大负荷或超负荷工作，巨大的压力使部分医务人员工作疏忽，导致医疗过失。所以，医院管理者对临床科室工作量和人员配备应合理，避免出现由劳动强度过大而引起不良医疗后果的出现，导致纠纷发生。

（四）加强医务人员医患沟通能力、加强自我维权、保护并举

加强医患沟通，建立和谐医患关系对降低医疗纠纷十分重要，因此在临床的诊疗过程中应提高医务人员医患沟通能力，改善工作态度，对医务人员进行医患沟通技巧、职业道德素质等相关内容的培训。对于患者病情应及时告知家属，对病危患者需及时告知患者家属不良转归可能，给患者家属一个合理的心理预期。当然，我们应承认医疗事件存在很多突发状况，即使再高明的医生也无法完全预料一个病人的转归。所以，医务人员还要注意自我维权和保护，及时、准确地书写病历文书；准确履行医疗告知义务，应注意告知时间、地点、由谁告知、知情主体、告知内容及范围、告知方式、告知语言等细节。新的医疗形势下注重替代方案的告知，并注意采用书面语言予以固定。这样，保证我们诊疗过程有据可循。

由于医学领域具有实践性，探索性以及不确定性的特点，因此医疗风险是客观存在的，发生医疗纠纷也是不可避免的，医务人员和医院管理者应正视这种现象的存在。分析显示，医院诊疗技术水平欠缺是导致死亡病人医疗纠纷的重要原因，死亡病人医疗纠纷事件往往有着重复性或类似性，甚至低级错误的特点。纠纷的发生有其固有的特点和规律。对医疗纠纷应注重防患于未然，将医疗重心的工作前移，主动开展风险预警防控。同时医务人员和医院管理者，要认真把握医疗纠纷发生的规律，研究分析医疗纠纷发生的原因，并结合实际有针对性制定科学有效的防范措施，并在诊疗实践中认真履行职责，最大限度地有效预防死亡患者医疗纠纷的发生。

（张　娟　梅燕飞　徐伟平）

第四节　县级医院ICU病房的医院感染防控探讨

ICU（重症监护病房）是医院集中收治各类危重患者的场所，由于患者病情危重，免疫力低下，侵入性操作多，对感染具有高度易感性等特点；国内外研究结果显示，ICU是感染率最高的科室。县级医院的ICU，在院感发生方面有着一些共同的易感因素和特点。而ICU的感染防控在县级公立医院的院感防控中有着举足轻重的意义。

我院开设ICU病区已有近20年的历史。近年来，随着推进三级医院的创建，ICU规模有了较大扩展，设施设备也同步改善。

目前已设有 4 个 ICU 病区，分别是急诊 ICU、内科综合 ICU、外科 ICU、CCU（冠心病监护病房），床位总计 44 张。其中内科综合 ICU 拥有全天候专职的医生团队；外科 ICU 病房建立时间较短，拥有整洁宽敞的环境，并配有空气层流装置，三区划分也比较正规。

长期以来，我院 ICU 收治病人呈持续的满负荷状态，除了拥有 20 张床位的外科 ICU 病区日常留有空余床位，其余 3 个 ICU 病区的床位常年满员，紧急情况时甚至要加床，因此院感防控压力尤为突出。主要表现为：

1. 探视制度无法真正落实

因患者大多来自农村，一旦因病情严重入住 ICU，其家族、邻里、好友探视者较多，且部分家属不愿意按照规定在每日固定的时段探望一次；限于各种因素，探视中也无法做到更换隔离衣，戴好一次性口罩帽子等物品，使 ICU 的环境清洁状况受到严重影响。

2. ICU 床均面积小，无单间病房

因受财力等限制，较早开设的县级医院的 ICU 往往床均面积较小，且没有附带单间病房，一旦发生多重耐药菌感染，无法做到彻底有效的隔离。

3. 环境、物品不清洁

早年开设的 ICU 病区并没有空气层流设施，即使新建的带有空气层流的 ICU 病区也未能做到按规范清洁、更换过滤器。仪器设备、物体表面的消毒不到位；或者已经被污染的物品未经消毒就使用；或者各类人员在 ICU 流动中不断将病原微生物交叉沾染到物品上面。

4. 医生操作不规范

在 ICU 进行的有创操作，特别是插入留置导尿管、静脉置管、气管插管等侵入性操作过程中，个别医生院感知识欠缺，无菌观念淡薄，操作不规范，由此带来了较大的院感隐患。

5. 基础护理不到位

包括口腔护理、会阴护理、皮肤护理、导管护理等未按照规范要求进行。譬如气管插管术后不能进食，吞咽、咀嚼功能受限，会使大量细菌在口腔内生长繁殖。患者因病情危重、病程长、机体免疫力低下，口腔护理不到位，增加了口腔感染的机会，并容易导致呼吸系统的感染。

6. 微生物培养结果的滞后问题

ICU发生院感常见的病原菌对抗菌药物的耐药率普遍较高，且呈现多药耐药现象。由于医生开具微生物培养的时间不及时，护理人员采集标本延迟，检验科工作流程、效率存在问题等因素，微生物培养的结果不能尽早获得，故而无法尽早使用敏感的抗生素，感染不能有效得以控制。

7. 气管插管、留置导尿管、静脉置管等侵入性操作实施时间过长

报道显示，ICU最多见的医院感染部位是呼吸道感染，其次为导管相关血流感染和泌尿道感染。接受侵袭性操作的患者感染率明显高于未接受侵入性诊疗操作患者。机械通气破坏了人体正常的呼吸道防御功能，容易导致呼吸机相关性肺炎（VAP）的发生，且其发生率随机械通气时间的延长而明显增高。同样，长时间留置导尿管，可破坏泌尿道的正常生理功能，削弱尿道黏膜对细菌的抵抗力，导致细菌逆行至泌尿系，从而引起感染。

在归纳总结ICU医院感染易感因素的基础上，对照创建三级医院和优秀县级医院的院感防控要求，自2009年起，我院有针对性地制定了ICU多环节的医院感染防控措施，随着创建过程而逐步推进和不断修正，并在日常管理工作中加以监督和落实。

1. 健全ICU医院感染管理制度，加强各类人员的院感知识培训

修订完善了ICU医院感染管理制度，制定规范又可行的消毒隔离及保洁措施，并严格加以落实。定期组织相关人员进行院感知识的培训，学习《医院感染管理办法》《医务人员手卫生规范》

《消毒管理办法》《多重耐药菌医院感染预防与控制技术指南》等相关法规，加强无菌操作技术的培训，增强对医院感染的预防意识，完善护理人员的行为规范。

2. 规范落实家属探视制度

一方面建立符合地区特点的家属探视制度，加强宣传，严格执行限制探视人数，规定固定时间探视，探视时必须换隔离衣、戴口罩和帽子、套一次性鞋套等措施；另一方面，安装视频探头使家属们坐在休息室通过屏幕也能直观看到患者的情况，这一举措受到了家属们的欢迎。

3. 改善 ICU 的环境布局

ICU 病区的环境设施、布局、流程是院感防控的基本保证。研究表明，分隔式病房的医院感染率低于开放式病房，分隔式病房可降低医院感染的风险。近年来，通过开设外科 ICU 病区，并配有单间的分隔式病房，使得外科重症患者的院感防控环境得到了极大的改善；减少综合 ICU 床位数量，提高床单元平均面积；在下一阶段医院病房改建中，已经将改善其余 3 个 ICU 的环境布局列入了计划。

4. 加强 ICU 环境物品的消毒管理

对未配有空气层流设施的 ICU 病区，采用循环风紫外线空气消毒机对空气进行净化和消毒；对已配有空气层流装置的外科 ICU 病区要求按规定及时更换过滤器，并做好出风口的清洁消毒。在严格执行《消毒管理办法》规范标准的基础上，我们要求对 ICU 环境物品的消毒浓度和频次，应随着不定期的环境、物品抽查采样结果而动态改变。对隔离病人使用的诊疗器械做到固定使用；对特殊感染病人使用的物品首选一次性用品，共用物品则严格做好消毒工作。

5. 加强基础护理，高度重视侵入性操作的护理

根据微生物培养结果选择合理的消毒剂，保持床单和患者皮肤的清洁，防止皮肤炎症或溃疡。加强口腔护理，每天至少 2 次使用口泰（西吡氯铵）做口腔清洁，以减少口咽部细菌下行引起

的呼吸道感染；对长期卧床、昏迷的患者，及时清除口咽部分泌物，保持呼吸道通畅。

规范侵入性操作的护理，吸痰时戴好一次性手套，动作应轻柔，一人一套用具；机械通气时，气管插管应妥善固定，避免导管滑动损伤气管黏膜，及时倾倒螺纹管内冷凝水，严防管路内冷凝水倒流入气道内。我们发现，呼吸机管路是引起交叉感染的重要途径，故现已统一使用一次性的湿化装置和呼吸机螺纹管。针对静脉置管者，加强穿刺部位的消毒，每天注意观察穿刺部位，若发现局部红肿应及时处理，并取尖端做细菌学检查。对留置尿管患者，尽可能选择适宜的导尿管，动作应缓慢轻柔，防止对尿道的损伤。加强尿道口及会阴消毒，减少感染概率。保持导尿管通畅，防止尿液反流引起逆行感染。

6. 开展对 ICU 病人的目标性监测工作

开展对 ICU 病人的目标性监测可以有效降低导管相关性院感发生率。制定目标性监测方案，将所有 ICU 病人均作为监测对象。重点监测呼吸机相关性肺炎、导管相关性血流感染、导尿管相关性泌尿道感染、多重耐药菌感染等内容，监测时间贯穿于病人入住 ICU 的全过程。医院感染专职人员定期到 ICU 进行医院感染监测查房，记录重点监测项目，写出监测报告，提出控制措施。通过同科室院感管理小组密切联系和配合，使预防和控制医院感染更具前瞻性。

7. 严格执行多重耐药菌感染的院感控制制度

临床科室、院感科、检验科共同做好对病原微生物的送检、监测、培养工作，一旦监测到 ICU 有多重耐药菌感染或者定植的病人，即执行严格的接触隔离措施。外科 ICU 的患者出现多重耐药菌感染或者定植的立即移进单间病房；如出现在其余 ICU 病区的，则做好床边隔离工作；隔离标识清楚，隔离措施到位，坚决切断传播途径。

8. 掌握有创操作指征，尽量减少侵入性的操作

一方面，在治疗中对病人是否选择有创操作持审慎的态度，

要求临床医生严格掌握好有创操作指征；另一方面，按照院感防控要求，必须严格遵循无菌操作规程，规范有创操作的实施。具体方面，包括尽量缩短留置气管插管的时间，以减少呼吸机相关性肺炎（VAP）的发生；严格掌握导尿和留置导尿管的适应证，尽可能缩短留置导尿的时间，更多地采用多次间断性导尿，以减少尿路感染的发生。

9. 提高 ICU 医护工人员的手卫生依从性

医务人员的手是造成医院感染最重要因素之一，手接触传播是医院感染最主要的传播途径，增加手部卫生清洁的频率和质量能够有效减少病菌的感染。作为重点推进的工作，在各 ICU 建立了"提升 ICU 手卫生依从性"的品管圈，促使医护工人员自觉养成洗手的好习惯。院感科定期对 ICU 医护人员和保洁员进行手卫生培训及考核，切实掌握洗手和手消毒的指征及正确的洗手方法；定期对工作人员的手卫生做细菌监测；定期统计洗手液和速干手消毒剂的领用量。在硬件方面，设置标准的洗手设施，并在每个洗水池旁张贴"六步洗手"示意图，提醒工作人员规范洗手；增加床边、治疗车的快速手消毒剂，便于医护人员在为患者进行检查、治疗及护理后及时使用，以降低手污染带来的医院感染风险。

10. 合理应用抗菌药物

根据微生物培养结果、患者的病情特点，参考 ICU 病区近期出现的致病性微生物种类，选择合理的窄谱抗生素进行治疗；预防性使用抗生素必须严格按照国家卫计委有关文件要求执行；规范抗生素使用时间，减少不必要的长时间使用抗生素，避免菌群失调和耐药菌的产生。院感科、医务科共同对 ICU 的抗生素使用进行重点督查，对违反使用原则的一律进行处罚。

11. 缩短患者入住 ICU 时间

严格掌握入住 ICU 的标准；对入住 ICU 时间较长，经治疗后病情已经处于稳定期的，宜尽早撤离 ICU，转入普通单独病房继续治疗，从而有效减少获得医院感染的概率。

12. 加强与检验科合作，尽快得到微生物培养结果

为了尽早获得微生物培养及药敏结果，以便使用敏感的抗生素来达到有效治疗的目的，一方面要求尽早采集血液、痰液、尿液等标本做微生物培养；另一方面通过与检验科的反复沟通，通过优化运送标本方式、改进微生物培养方法和工作流程、建立信息直报系统等措施，大大缩短了获得微生物培养结果的时间。

13. 建立 ICU 专职医生队伍，落实科室院感管理负责人

近年来，我院加快引进和培训 ICU 专职人员，逐步建立起专职 ICU 医生队伍。继内科综合 ICU 拥有专职医生团队以后，外科 ICU 专职医生团队也即将组建完成，使院感防控责任主体有了明确落实。

ICU 多环节的医院感染防控措施的制定和实施对院感的有效控制取到了至关重要的作用。2009 年以来，我院各 ICU 入住的病人呈持续增长的态势。如 2009 年我院 ICU 入院床日数为 9982 床日，到 2014 年已经达到 13132 床日，但医院感染的发生率始终保持在 7% 以下，符合国家卫计委《医院感染管理规范》的规定（≤10%）。近 6 年来 ICU 院感暴发情况也得到了有效的控制，特别是近 2 年来未发生院感暴发情况。总体而言，我院 ICU 的医院感染防控体系已经基本符合三级医院和优秀县级医院的管理要求。

当然，我院 ICU 的院感防控方面仍有一些薄弱环节有待改进，除了 ICU 病区的环境设施、布局、流程需要优化以外，医院感染的精细化管理程度仍有提升空间，部分人员的手卫生依从性还需要进一步加强，信息化管理手段有待进一步提升。总之，ICU 医院感染防控能力的持续改进将始终伴随着我院的快速发展过程中。

（郭　震　薛红菊　徐伟平）

第二章　山高人为峰
——人才培养和引进的实践与思考

人才资源是党和国家最宝贵的财富，是社会主义现代化建设的第一资源，人才问题已成为关系党和国家事业发展的关键所在。新一代中央领导集体已明确提出"以人为本"的理念，这是重视人才建设具体而又深刻的表现。医疗行业是高度的知识密集型行业，医学人才所从事的疾病诊断、治疗、预防保健服务及卫生管理等，是医疗行业中的重要因素。面对科学技术的快速发展与市场经济的激烈竞争，医学人才的争夺已成为医疗服务市场竞争的关键。医院竞争中，人才重要性越来越得到普遍认同。怎样选拔人才，如何培养使用人才，有效发挥人才积极性等等，是值得我们深思的问题。

在创建三级医院，提升核心竞争力过程中，我们深刻认识到，要在竞争激烈的医疗市场取得一席之地，医院必须树立科学人才观，实施可持续发展的人才战略，牢固树立"人才资源是第一资源"的理念，积极探索人才管理机制，在人才培养、引进、激励和管理等方面进行有益探索，为医院可持续发展提供有力的人才保障。

第一节　新形势下县级公立医院人才培养
的实践与体会

随着医疗市场竞争日趋激烈，医院之间的竞争实质上就是医疗技术和服务的竞争，归根结底是医疗人才的竞争。要想使医院在竞争中立于不败之地，医院必须坚持"以人为本"，重视人才开发、引进与管理。

我院自 2009 年以来，针对不同类型的医学人才，分别规划其职业路径，实施了一系列人才培养项目，取得了一定成效。

1. 技能型人才培养

为进一步加强学科和人才队伍建设，新华医院崇明分院实施了技能型人才培养计划，选拔医生、技师、护理和管理人员，赴境内外知名医院学习深造。其中，临床技能型人才培养期限为 6 个月；医技、护理和管理人才培养期限各为 3 个月。学习内容以计划在本院开展的新技术、新项目为主。医院与培养对象及科室或部门签订《技能型人才培养协议书》，明确培养对象培养期内应完成目标任务、履行责任、违约责任，医院及科室或部门应提供的支撑条件。培养期内，培养对象需定期向医院人事部门书面汇报学习情况。培养结束，医院要求外出人员在全院或科室层面讲授所学内容、心得体会等，并在一段时期后，邀请新华总院专家对所学新技术开展情况进行评估考核。对于考核不合格者，除要求其退还部分培养经费外，3 年内不得申请医院及上级部门组织的培养计划。目前，已选拔 28 位优秀医务人员赴美国以及我国台湾地区等知名医院或医学中心学习。

2. 优秀青年医师培养

青年医学人才是学科持续发展的后劲和希望。新华医院崇明分院通过建立遴选培养机制，为青年人才成长搭建了施展才华的舞台。2011 年以来，医院实施了两届"优青"人才计划，共有 18 位医师列为培养对象。3 年培养期内，每位"优青"可获得 10 万元资助资金，导师由新华总院专家承担，负责一对一带教。同时，医院对培养对象实施严格的中、末期考核。对于中期考核合格者，医院将继续划拨第二期培养经费；若考核不合格者，培养对象将提交具体整改措施，经一段时期，医院组织专家评估确认合格后，继续划拨第二期培养经费。2014 年，首批 8 位医师顺利通过临床、科研及教学能力中、末期考核，其中，1 位被选派美国芝加哥大学医疗中心微创外科进修培训半年；另 1 位入选首批上海市青年医师培养资助计划。目前，另外 10 位医师即将接受中期考核。

3. 继续医学教育

继续医学教育是医院培养人才的重要环节，也是医疗工作者继续学习深造的重要渠道。新华医院崇明分院借助市区医学院校平台，共享科技文献资源，为医务人员查阅文献、学习新理论，提供了良好平台。每年邀请国内外知名专家、教授 25 人次来院授课，为医务人员学习新知识提供便利。定期邀请院内专家进行全院讲课，督促各科室坚持每周业务学习、技术交流讲座等。与此同时，医院建立健全了科教活动管理和考核机制，对经常无故缺席科教活动的医务人员，给予院周会点名批评，甚至延缓职称晋升的处罚，以此督促提高学习自觉性。医院还鼓励医务人员利用休息时间参加高等院校在职研究生及专升本等教育，不断提高职工素质。目前，全院已有 78 人参加在职研究生教育，其中，23 人获硕士学位；另有 111 人获专升本本科学历。

4. 管理队伍培养

提高医院整体管理水平、促进医院高效与优质服务，需要强有力管理人才队伍。只有培养出优秀管理人才，搞好医院科学管理，才能使医院正常运营和发展得到保障。医院中层及以上干部是医院管理队伍的骨干，是医院竞争力的核心支柱，这些干部的素质会直接影响到医院长远发展。医院必须加强中层及以上干部的培养，才能适应新医改形势下医疗卫生事业的发展，促进医院可持续发展。新华医院崇明分院实施了干部多维度管理培养，如中层干部学习班、管理干部轮岗、境内外短期培训等，从不同角度加强管理人才的培养。经过一段时间的培训，医院中层管理队伍的执行力和团结协作性得到进一步加强，达到了预期目标。此外，医院在崇明县卫生和计划生育委员会支持下，定期举办"瀛医讲堂"，邀请知名专家来院专题讲座，让全县卫生系统干部接受素质与能力培训，开阔视野，增长知识，取得了较满意的效果。

值得一提的是，作为区域内（崇明县）最大医疗中心，承担着岛内基层医疗单位全科医师的培训任务，实施了全县卫技人员三年轮训计划。新华医院崇明分院作为核心单位，积极配合崇明县卫生和计划生育委员会，制订详细计划，严格带教考核，切实完成了培训任务。共培训学员 341 人，为推进基层人才队伍建设打下了坚实基础。与此同时，医院定期派遣高级职称人员赴堡镇人民医院、新海镇社区卫生服务中心，开展查房、带教、专家门诊等，累计 2164 人次，受到当地群众的欢迎和好评。此外，医院积极参与县卫生系统名医工作室导师培养计划，全县共有 18 位名医工作室导师，其中，新华医院崇明分院 13 位，每位导师负责招收 3~4 名学员，在导师严格带教下，学员的科、教、研及业务水平得到极大提升。

　　全科医师规范化培养是住院医师规范化培训的重要组成，是确保全科医师培养标准化、规范化、同质化的重要保证。新华医院崇明分院作为全科医师规范化培训基地，严格按照《上海市住院医师规范化培训细则》和《卫生部专科医师培训标准》，为 11 位培训对象制定培训计划，配备临床指导教师，并建立个人培训档案。2013 年以来，召开全科医师培训基地工作会议 13 次，组织全科医师业务学习 51 学时，组织出科考等各类考核近 152 人次。2015 年，首批接受基地培训的 5 名全科医师参加了执业医师资格考试，合格率达 80%。上述工作，对我院真正建设成为县级区域性医疗中心，具有十分重要的意义。

　　我们认为，要发挥人才作用，就要提供人才充分施展的空间，创建一个有利于人才成长的良好氛围。医院要处理好人才培养与使用的关系，积极营造有利于各类人才快速成长、脱颖而出、发挥作用的良好环境。同时，医院要处理好重点培养与全员培养之间的关系，既要给学科带头人或医疗骨干创造更多机会，也要照顾到医院培养的面，做好医院一般医务人员的培养。如果说学术带头人、医疗骨干是医院培养的中流砥柱，那普通员工就是支撑整个医院运转的基石，"基石不牢，地动山摇"。因此，医院要在完善人才培养长效机制方面多下功夫，确保人才队伍建设平稳有序推进。

总结过去，展望未来，培养优秀的医疗人才还应稳步推进以下几方面工作：

1. 完善医学人才激励政策

人力资源管理的目的是激发人的潜能，最大限度的发挥人的主观能动性和创造力，促进组织目标和个人目标的实现。开发和利用好人力资源，就必须建立一套科学合理的激励机制。目前，医院对员工激励的手段比较单一，无法满足不同层次人员的需求，为使医院更多职工感到被认可、被重视，就要改进现有的激励机制。一方面通过提高薪酬待遇，让医务人员更体面的生活，另一方面，要进一步加强医院文化建设，用文化力量最大程度激发员工的潜能，不断提高工作积极性，使他们更好地为医院服务。

2. 完善人才管理考核政策

公立医院作为惠及国计民生的公益性服务企业，必须认识到加强人才管理的核心价值。医院在人才管理上应更注重人性化管理，通过构建以服务病患为主的文化氛围，从人性化角度关注医院员工的个性特点。要进一步完善"德、才、能、绩"的考核标准，建立定性与定量结合的管理体系。考核内容应更多关注临床能力与工作任务的达成直接相关性，重点强调责任感、奉献精神、团队合作等工作态度。同时，要求科主任或学科带头人根据医院总体方案，制定个性化的科室人才管理考核细则，并列入科主任目标责任书，切实落实医院人才的管理考核。

（顾　漪　徐伟平）

第二节　县级公立医院人才引进的探索和实践

医院人才队伍由于其自身特点，铸就了其培养周期长、地区发展不均衡等特点。医院，特别是县级公立医院需要可持续健康发展，人才队伍建设是基础、是核心、是动力。随着公立医院改革的全面展开，人才对提升医院整体服务能力的作用至关重要。正是由于意识到人力队伍建设的重要性，自创建三级医院以来，崇明县政府高度重视，投入了大量人力、物力、财力，先后出台了《崇明县人民政府办公室关于转发县人力资源社会保障局和卫生局制定的崇明县创建三级医院引进和派遣高端人才的若干规定的通知》《崇明县人才发展资金使用项目及标准》《崇明县 2012～2016 年重点地区、重点领域人才发展实施计划若干政策试行办法》等政策，从制度上保障人才引进工作的持续性和有效性。

面对地处上海远郊的地理位置，编制、待遇等因素影响，医院人才引进工作进入"寒冬"，正高职称人员偏少，住院医师的缺乏，人才梯队建设的不尽完善等是我们亟待解决的问题。作为上海唯一县级公立医院改革试点医院，在过去五年中，攻坚克难，通过积极探索和实践，在人才引进方面取得了初步成效。现将相关经验介绍如下：

1. 多渠道探索引进医学人才

2009 年到 2014 年间，医院结合各学科发展，特别是二级学科发展规划，制定了《新华医院崇明分院高层次引进人才实施意见》，以优惠政策引进高学历、高职称医学人才加盟医院工作（表 2-1）。通过专业期刊、报纸、网站等媒介，发布招聘信息，公开招聘的条件和待遇。同时医院组织人员远赴黑龙江、江西等地参加人才招聘会，"走出去"招聘人才。

2. 出台人才政策，保障平稳落户

为解决引进人才后顾之忧，在我院建议下，崇明县政府出台了《崇明县创建三级医院引进和派遣高端人才住房奖励（优惠）的实施办法》《引进人才租房补贴意见》等办法，解决其户口、子女入学、家属工作等问题，真正使引进的优秀人才得到"在工作上支持、生活上照顾、薪酬上从优"待遇。

3. 发挥医院平台优势，建立人才培养、晋升通道医院以学科发展方向为引导，从每个学科的人才队伍现状、结构、潜力等出发，制定合理长期的人才培养计划，对引进人才在职称晋升、科研经费、人才配备上给予适当倾斜，为其创造广阔的发展舞台、宽松的工作环境。

表 2-1　近 5 年人才引进情况

		36~45 岁	46~55 岁	55 岁以上
职称	正高	0	5	1
	副高	13	7	0
学位	博士	1	2	1
	硕士	9	6	0
	本科	3	4	
合计		13	12	1

截至 2015 年，我院共有员工 1289 名，卫技人员 1092 名。临床医技科室正高比例为 90.9%，临床医技科室医师高级职称比例为 33.6%，高学位医师比例为 29.7%。

医院人才引进是一项系统工程，也是一项关乎医院可持续发展的关键工程。因此，要构建具有医院特色的人才引进体系，使医院引进工作常态化。回顾我院人才引进工作，认为要从多方面入手，加强医院人才吸引力，才能够保障人才引进、培养、发展。

1. 科学制定人才引进规划

从医院学科发展规划出发，从医院定位和特色出发，制定合理、灵活、柔性的人才引进规划。基于医院自身整体发展规划，确定需要重点发展和优先发展的学科专业，重点引进人才。把人才引进的短、中、长计划与医院发展规划结合起来，有步骤、有目的、有重点合理引进人才，使医院人力资源发挥最大效能。

2. 重视引进人才后续培养

制定科学的人才引进培养规划。五年间，我们充分借鉴新华总院经验，改变以往工作中"重引进、轻培养"工作机制。通过人才落户、购房补贴、子女教育、配偶工作等措施吸引、引进人才后，更注重了后续培养工作，为这些人才成长和发展提供良好工作环境，给予他们施展才华的平台，真正做到"人尽其才，才尽其用"。

3. 健全人才引进考评机制

人才引进工作是医院发展的重要工作之一，是医院可持续发展的重要基础。医院引进人才工作涉及许多复杂的因素，需要有较为完善的人才考评机制，从而保证人才引进工作的有序开展。这几年，医院健全了人才引进评价体系，包括医疗技术、教学水平、科研能力、思想道德、发展潜力等多方面评价指标，努力做到360度全方位评价。

人才引进是一种输血方式，可以快速提升医院技术能力和水平，是医院发展的长远性战略投资。过去五年来，医院人才引进工作在一定程度上为成功创建三级医院奠定了坚实基础。我们深刻意识到，人才引进只是开端，如何发挥其不可替代作用才是我们真正目的，也是医院提升服务能力关键。只有保障人才引进后具备继续晋升、发展的渠道，才能真正保障医院整体的可持续发展。

（薛　彬　顾　漪　徐伟平）

第三章　教学相长，科研为重

众所周知，一所医院肩负着医疗服务、科学研究、人才培养和学术交流等多重任务，而研究型、教学型医院的构建，是实现医院目标、提升医院水平的关键。

自 2009 年创建"三级"医院以来，我院着力按国家、市政府要求，打造教学研究型医院。不断在临床教学与科研管理方面探索，取得了一定成效。

总结看来，教学与科研在医院提升竞争力，尤其是软实力的过程中，发挥着不可取代的作用。创建"学习型"医院，对激励人才、推进工作发挥了不可磨灭的作用。在此篇中，我们以中成药使用的临床教学改革和青年科研人才培养模式的建立为例，为读者进行介绍。

第一节　教学改革——以合理使用中成药教学为例

随着医学事业的发展和医学模式的转变，中医的科学性和简便廉验的特性再次受到重视，尤其在慢性疾病的治疗中更凸显出中医治疗的优势。据调查显示 87%学生对中医感兴趣，68%的临床医生希望能运用中西医两套理论技术诊治疾病。中成药是在中医理论指导下，按规定处方、工艺和质量标准生产的制剂，具有疗效确切、副作用小、服用方便以及便于携带等优点，其研制和生产规模日益扩大，临床使用越来越普遍。在综合性医院中，大多数临床医生经常使用中药，甚至西医科室使用中成药的比例超过了中医科医生，但西医医生在使用中成药时，往往忽视了中医的辨证论治，以辨病代替了辩证，以至药证不符，甚至产生不良反应，这引起了我们中医教学工作者的高度重视。

回顾西医院校医学生本科阶段的中医学习，中医教学讲授的是经典方的功效和常见病症的治疗，不讲授常用中成药的临床应用。当毕业生进入临床后，遇到的是大量的慢性疾病患者，临床上西医医生往往采用西药配伍中成药来处理慢性疾病，这就出现了学习内容与临床实际显著的不适应现象。在临证时，医生面对慢性疾病，如何能熟练正确地运用中西医理论解释判断病情，深刻理解辨证与辨病相结合的真谛，合理使用中成药，这是需要我们医学教育工作者思考的问题。

自 2009 年我院创建三级医院以来，我们为加强师资队伍建设，提高教学能力，规范临床教学，我们进行了各种形式和内容的教学培训，中成药的合理使用，始终是其中最为重要的一块内容。

问题的分析：

1. 临床医生不理解辨证治疗的原理

辨证论治是中医的灵魂和核心。辨证是医生将望、闻、问、切等诊法所收集来的资料、症状和体征，在中医理论指导下，通过分析综合，去粗取精，去伪存真，辨清疾病的原因、性质、部位、发展阶段及邪正之间的关系，疾病可能的发展变化趋势等等，并涉及影响疾病性质的诸如年龄、体质等自身因素和自然、社会等外界因素，最后概括判断为某种性质的证，所以"证"与"症""病"有着本质的不同。中成药的使用必须在辨证论治的理论指导下，做到方证相符，这样才能起到良好的疗效。如果只是简单地按说明书罗列出的适应证，把中成药当西药使用，必将导致功效全无，甚至适得其反。例如川芎茶调散，是经典的治疗风寒感冒或风寒头痛的方剂，它能治疗恶寒发热、头痛身痛、四肢关节酸楚、舌质淡红苔薄白，脉浮紧，但有的医生遇到感冒的病人，属风热犯肺型，照样也用川芎茶调散，使得热者更热、寒者更寒，无异于火上加油，当然不良反应在所难免。

2. 中成药使用配伍不合理

随着人口老龄化和慢性疾病的增多，临床医生经常会根据不同的病情，有选择地将两种或两种以上的药物联合使用。中药本身成分复杂，复方制剂的成分更是繁复，两种或两种以上的中成药联合使用时，就更应该注意成分之间的相互作用了，合理的配伍可以增加疗效，起到"相须、相使"的作用；而配伍不当会降低疗效甚至会产生毒副反应，跌入"相恶、相反"的不良下场，因此历代医家都非常重视药物间的配伍使用。近年来不合理用药的情况经常有报道，例如追风透骨丸，有川乌、草乌、桂枝、细辛等辛温发散药组成，具有祛风温经、散寒止痛的功效，适用于风寒湿痹的关节疼痛，假如出现关节红肿热痛的热痹，就不适合了。且川乌、草乌、细辛中含有乌头碱，乌头碱有西药强心苷类的作用，其不良反应也类似强心苷，若服用地高辛的慢性心衰病人再服用此药，会增强毒性，出现配伍禁忌中的"相反"现象。

3. 超量或重复用药

相当一部分中成药属于 OTC 药物，有些西医临床医生认为可以长期放心大胆地应用了。殊不知，中成药应用也有剂量窗和时间窗的调控。譬如六味地黄丸是家喻户晓的滋补肾阴的佳品，有的人长期服用，希冀能够延年益寿，但如果不经辨证，长期滥服，照样也会损伤脾阳，造成脾虚水湿不能运化之象，出现腹胀、胸痞、纳呆、乏力等不适症状，结果是事与愿违。

自 2009 年以来，我院科教科从多方面着手，进行了中成药使用的全面教学改革。

1. 加强中医基础理论学习

西医院校的学生在初涉中医基础理论时，就出现两种思维模式的碰撞和冲突。中医学是在朴素的唯物论的基础上，对生命现象进行宏观的分析，其理论架构、思维、语言都有鲜明的中国文化特色；而现代医学是微观的，还原思维模式。如何在有限的教学时间消化庞大的中医教学内容，这就需要教师精心备课，摘取中医理论中的精华内容，教会学生辨证论治指导下的"同病异治，异病同治"，并结合鲜活的临床病例，说明同样的疾病，辨证正确与否会产生截然不同的临床效果，从而牢牢掌握"辨证论治"这个中医的灵魂。

在临床上，西医作出诊断后，即可以对疾病采取相应的治疗措施，而对于中医来说，仅仅明确疾病诊断是还不能进行有效治疗的，因为中医还应对患者进行辨证，明确阴阳、表里、寒热、虚实，以及疾病位于那一个脏腑，概括出疾病的病因、病机、轻重缓急等临床规律。只有辨证准确，才能取得良好的临床疗效。例如现代中药药理学研究发现，大多数清热解毒药都具有抗菌抗炎作用，有些西医医生受其影响，一遇到感染性疾病，就要应用清热解毒类药物。这样用药，临床实践证明并不能取得理想的疗效，而经辨证治疗后，甚至于整个方子中没有一味具有实验研究所确认的抗菌作用的中药，但正确地辨证、合理地用药，却常常可以使棘手的感染性疾病得以控制，这显然得益于通过辨证论治，调整机体内在功能状态这一整体治疗观念。

辨证论治是中医的灵魂，是中医的思维特色，临床上通过辨证论治来提高临床疗效的例子不胜枚举。尽管如此，西医院校的医学生往往还会陷入"辨病论治"的习惯思维中，用辨病来取代辨证。所以，教师要广泛地运用临床案例来强化辨证论治的重要性，在学生的脑海中深深地烙下辨证论治的印记。思维模式的建立，非朝夕之功，只有不断地强化、不断地感悟，在干中学、学中干，才能有所建树，百炼成钢。

2. 将常用中成药纳入教学范围

中成药具有成分浓缩、口感好、疗效确切、方便携带等优点，受到了患者和医生的欢迎，在临床上有很大的占有率，而且有日益攀升的趋势。在中医教学中，将中成药列入常规教学范围，在原有中药方剂教学的基础上，引入常见中成药的应用介绍，将功效作用相近的方剂和中成药进行对比介绍，一来加深学生对于方剂的认识，不至于过度抽象空洞；二来通过对比介绍，将临床常见的中成药介绍给学生，使其能准确恰当的运用于临床。在方剂课程的讲授中融入中成药的教学，并加强实战训练，寓教于实际运用之中。经过一学期的教学，通过具体的案例分析，来检验学生运用中成药的能力。这样从教学源头上逐步引导西医医生正确地使用中成药。

在教学中，我院教师结合当前疾病谱的转变及医疗卫生需求的变化，讲授中成药的临床新用途，这样即可以丰富教学内容，又可以开拓学生的视野，举一反三，培养辨证论治的思维特色，使学生对中成药的使用不拘泥于药物说明书的范畴，而是源于药物说明书，但高于药物说明书，活于药物说明书，这样对指导学生灵活使用中成药将起到一个"鱼渔皆授"的教学效果。中成药的种类和数量日渐扩大，只有教会了学生中医辨证论治的思维，学生才能实现自我知识的积累和扩张，以不变应万变，适应临床上众多的不同患者的个体需要。

3. 加强教学实践，树立终身学习的继续教育观

中医学是实践性很强的学科，课堂教学不能交给学生解决一切新问题的方法，必须把知识转化为解决临床问题的能力。首先，要强化见习带教，通过对病人详细的望闻问切，来体验中医辨证分型、处方用药的思维全过程，最后落实到中成药的合理使用。多给学生操作机会，做到放手不放眼，争取让学生在较短的时间内，掌握中医诊疗思维的过程和基本技能，并建立以中成药合理使用为考核重点的病案试题库，重点考察临床辨证能力和中成药的使用水平。

现代科学技术的迅猛发展决定了当代医学教育必须是一种终身教育，继续医学教育是医学人才可持续发展的保证。中医药事业也在探索中不断地向前发展，而且遇到了前所未有的发展新机遇，我们要不断地学习中医药的新理论、新知识、新技术、新方法，中成药知识的加强和更新也是继续教育中不可缺少的组成内容。

我院探索了多形式、多渠道地开展教学模式的方式。有传统的师徒授受模式、各种类型的培训班和进修班以及网络教育等

等。我们发现，将丰富多样的继续教育模式有效地整合，可以构建出有效的学习环境。特别是现代网络教育技术带来的教学模式的变迁，促进了传统的"以教为主"的模式向"以学为主"模式转变，大大提高了临床医生的自主学习和思考能力，使得个性化学习成为可能，同时由于相当多的在职在岗人员因种种原因无法离职离岗学习，网络继续教育为这部分人群的继续教育提供了机会。中医学博大精深，利用计算机网络这一信息平台进行学术交流，将有助于营造百花齐放、百家争鸣的学术氛围。针对中医这门实践性很强的学科，还可以通过计算机信息技术，模拟一些临床实习带教的情境，采用图片、视频、动画等多媒体形式，将教学中抽象难懂的概念具体化、形象化，实现理论教学、临床实践及小组讨论等相结合的教学新模式，这对加强巩固临床医生的知识储备和可持续发展有着积极的作用。

合理使用中成药，能够有效地提高临床疗效，带给患者简便廉验的中医特色优势，对县级医疗机构提高临床服务质量具有重要的意义。我院多年的中成药使用教育在其中发挥了不可忽视的作用。

（李　冬　倪建俐）

第二节　县级公立医院青年科研人才培养模式成效初探

医院要发展，科技是关键，人才是核心。自 2009 年起，在新华医院和崇明县卫计委的全力支持下，我院三级医院创建工作稳步推进，医院依照"院有重点、科有特色、人有专长"的发展目标，以学科建设、人才队伍建设、医疗质量管理为抓手，加快建设成为符合崇明地域特色的区域性医疗中心。

加速青年科研人才的培养是医院建设和发展的重点工程，也是医院实现可持续发展的首要条件。一家县级公立医院要在激烈竞争的医疗市场中强化自身优势，提高核心竞争力，归根到底是人才的竞争，青年科研人才的推陈出新，是医院发展的有效动力。为切实达到三级医院人才培养目标，科教科逐步完善创新型培养机制。

在医院"十二五"发展规划和创建三级医院期间，科教科作为负责全院科研教育工作的管理部门，秉执"科教兴院"的重要职责，在医院领导带领下，将青年人才培养与学科建设作为工作重点，不断积极探索培养途径，构建选拔、引进、激励和保障等机制，以求逐步突破县级医院科研实力较薄弱、研究水平较低、科研产出少等问题。

一、以创新型培养机制，助推高层次科研人才

（一）积极创造条件，保障青年科研人才培养机制

医院《员工职业培训条例》《人才培养制度》《优秀青年医学人才培养计划》等制度及时更新修订，鼓励优秀青年医务人员攻读博士、硕士学位和积极参与院外培养。医院先后有78人攻读在职研究生，其中23名已顺利获取硕士学位。新一批培养的研究生中，大多已在科研工作中崭露头角，充实了科研人才队伍。

（二）积极拓宽培养渠道

选拔各级各类优秀青年骨干外出进修、出国交流学习，为医院学科发展储备优质人才。我院为夯实青年人才库，推动医教研全面提升，2011年启动"优秀青年医学人才培养计划"，培养期限为三年，每次选拔5~10人，每三年选拔一次。目前，第一届已顺利结束，8位医师通过医疗技术、科研及教学能力的考核，其中1位被派送至美国进修学习，1位入选首批上海市青年医师培养资助计划，这批培养的青年人在临床上已有一定水平，能胜任科研项目负责人的角色，也取得了一定的科研成果。2009年在新华医院的大力支持下，推行导师制培养，让青年人员得到专家更专业更具体的指导，目前已完成三批学员共计28人的培养工作。

（三）强化科研指标在人才选拔中的考核比重

医院每年对优秀青年医师进行公开选拔，加大选拔力度；对各临床医技科室科研项目获得的数量、级别及科研产出（论文、专利）等量化指标在年度考核方案中的总占分由 12 分上升为 15 分，并从 2014 年起将年度考核分折算至月度考核，更加强化考核要求。医院对青年人员的科研能力也提出了更高要求。

二、建立有针对性的成长型培养机制，加快青年科研人员全面发展

（一）设立院级专项科研基金，重点扶持和鼓励青年科研人员申报课题

每 2 年启动一次，每个项目资助 1 万元。目前已资助 80 项青年苗圃项目，包括临床、医技、护理、管理各工作条线。通过院内课题资助，部分青年项目负责人能在研究基础上继续获得市卫计委项目资助。

（二）以实验室为平台，培养新一批科研型医务人员

医院自 2010 年起筹备建立市级中心实验室，2013 年正式获批成立，已具备基础实验仪器设备及良好的科研实施条件。为发掘青年人员的科研动手能力，2014 年设立实验室培育项目，共计 11 人获得立项，满足临床医技人员利用本实验室的技术条件进行科学研究的需要，也通过实验室内科研工作者与实验室外临床工作者的协作，实现了内外科技活动的互动和信息交流，为进一步获得高级别项目奠定基础；同时，组织开展三轮实验技能操作培训，邀请院外老师指导 21 人次、理论授课 30 课时、实验操作 12 课时，得到了临床医技科室的积极响应和参与，逐渐减少了临床青年人员对实验操作的"畏惧感"，提升了他们的兴趣。

（三）定期召开青年科研学术沙龙和成果报告会，增强交流机制

通过相互交流，更好地共享资源与经验，并在此过程中，加深了解临床工作者对科研工作持有的心态和实际想法。

（四）鼓励青年科研人才负责课题

在各级各类科研课题中，积极吸收青年科研人员的参加。鼓励作为第一负责人申请课题，并积极选派优秀青年科研人员参加国内、市内学术会议和境外培训，汲取院外先进学术理念，拓宽创新思路。

三、打造重点学科平台，推动人才队伍建设

近年来，我院十分重视学科建设工作，根据三级医院标准，立足于本地区常见病、多发病的诊治，利用地域特色努力创建重点学科、特色专科。医院 2012 年共获得 3 个上海市医学重点专科、12 个崇明县医学重点学科，并设立 4 个院级重点学科、9 个院重点扶持学科；2014 年医院在新一轮崇明县医学重点学科建设计划中获 10 个重点学科、1 个重点扶持学科。在整个学科建设周期中，各个学科通过拟定主攻方向，进行人才储备，引进专业特色明显、高层次科研水平的学科人才，有计划地安排青年人员定向进修学习、参加学术团体，逐渐完善学科人才梯队建设，发挥了重点学科的科研优势作用。

表 3-1 2009~2014 青年科研人才科研课题申请立项情况

年度	国家级	市科委	市卫计委	县科委	县卫计委	院级	其他
2009	0	0	2	1	4	0	0
2010	0	1	3	1	7	35	0
2011	1	0	1	6	4	0	0
2012	0	1	9	12	9	0	0
2013	0	0	6	19	17	34	0
2014	1	0	4	30	10	11	2
总计	2	2	25	69	51	80	2

经统计，2009~2014 年间我院共立项各级各类科课题 357 项，40 岁及以下青年医务人员 150 人作为第一负责人承担了 231 项，

占总数的 64.7%。青年人员所获资助项目数量呈阶段递增趋势，项目来源在市级及国家级上有所突破。

2009~2014 年间，青年科研人员的科研产出有明显增多，共计发表统计源期刊文章 156 篇，其中以论著类型居多；SCI 收录文章 16 篇，占 SCI 总篇数的 50%，影响因子（IF）累计 31.12 分，在 2011~2013 年间 SCI 文章发表增长趋势较明显；实用新型专利授权 12 项，占总授权专利的 67%。

用好现有人才，筑好科研平台，稳定奖励机制是医院的主导思想。无论是医疗技术的创新，还是科研与教学的成果都应得到表彰与奖励。为充分调动专业技术人员的科研创新潜能，特别是青年人员的科研活力，医院在 2009 年制定《科研奖励制度》，对课题、成果、论文、学术任职等进行分配奖励，2014 年进行修订完善，形成了较好的奖励体制，提高了科研人员尤其是青年人对科研工作的认同感，充分调动其申报高级别课题及高水平科研产出的积极性。

我院在不断探索青年科研人才培养模式过程中，努力借助各种平台，运用不断创新的培养机制、灵活可行的引进机制、唯才是举的选拔机制、大胆有效的激励机制、软硬兼修的保障机制，力求充分调动青年人才的科研意识，提高其基本科研能力，从而有效推进我院三级医院建设。医院发展是一条漫漫之路，学科与人才问题依然存在，难关依然需要克服，作为县级公立医院，要凝聚人才、创造人才，解决科研队伍断层，提升核心竞争力对医院来说是一个长效工程，也是一个重要的课题！

（黄晓晓　宋慧　李冬　丁罡）

第四章　基于信息化技术的疾病防治策略与医院信息系统构建

21世纪将是信息化时代，现已成共识。随着医院规模的扩大，信息化程度的逐渐提高，如何将管理信息系统与临床信息系统协同发展，创新医疗服务的模式，从而全面改善医疗卫生机构的服务能力和水平，成为我们面临的新的问题。

日趋成熟的计算机图像处理技术为医学影像信息系统的建立提供了技术手段。医院的信息化技术提供了一个以相对合理的成本为基础，跨整个护理流程管理、临床和行政信息管理、由经济核算到经济分析的机会，从而帮助医院建设起高效、全面的质量管理服务平台，达到患者满意、管理者心中有数的目的。医院的信息化建设将改变很多医院的传统管理模式。因此，医疗信息化建设是深化改革、加强管理和卫生工作现代化新的发展点。医院管理的信息化建设可以提升医院管理的水平，优化医院管理流程，提高管理工作效率。

我院创建三级医院的实践探索过程中，对医院信息化技术的应用给予了重视，现撰写相关经验心得，与读者分享。

第一节　基于大数据技术的区域卫生规划建设
——以大肠癌防治为例

在县级公立医院飞速发展的今天，县级医院信息管理作为医院综合管理职能部门的主要任务之一，已成为不可缺少的部分，它在医院管理中为领导的决策提供依据。加强医院信息管理，准确、及时、可靠的信息反馈，对管理环节进行实时监控，提高医疗工作效率和工作质量等方面都发挥了不可低估的作用。随着医学科学技术的发展和计算机技术的发展及医院管理信息系统应用的深入，信息管理将在医院管理中发挥出更加重要的作用。

大数据的出现推动了新一代医疗健康变革，它为未来医疗健康的发展带来巨大的价值。对于医院而言，通过对于大数据的应用可以更加快速清楚的预测到疾病发展的趋势，但今天的大数据在县级医院的应用仍然处于初级应用的阶段，要想让医疗行业把大数据发挥出最大的价值，需要解决以下几方面问题：

从技术角度来看，数据采集及标准问题。收集数据是大数据基础，但目前医疗机构采集数据的能力有限，尤其是对于相对落后的县级医院来说，现阶段的医疗机构数据更多来源于内部，对于外部的数据没有得到很好的应用。另外，从数据本身来讲，传统行业的数据更多是结构化的标准数据，而医院更多是非结构化数据，因此，数据的标准化也将成为制约医疗行业大数据应用的瓶颈之一。

从医疗经营角度来看，管理层缺乏数据价值认知问题。虽然目前医疗机构领导们对于数据的重视程度很高，但是范围仅仅局限于对于内部的数据认知，更多的是把数据进行了存储，而没有进行分析。因此，提高管理者对于数据价值的认知能力，是解决医疗大数据应用的关键。

现以大肠癌相关数据为例，介绍我院基于大数据分析手段建立的疾病防治模式。

肠息肉是来源于大肠上皮而隆起于黏膜，面向肠腔内突出的赘生物，无论有蒂与否，统称为大肠息肉，主要分为炎症性和腺瘤性两种，炎症性息肉在炎症治愈后可自行消失，而腺瘤性息肉一般不会自行消失，且有恶变倾向。事实上，它的发病原因广泛而繁杂，目前为止，在临床上尚无结肠息肉的明确发病原因，但大多数学者认为息肉可能与腹泻、便秘、遗传以及炎性刺激等因素相关。如果我们可以分析肠息肉疾病的多发人群，早期临床症状以及发病规律等，对于预防肠息肉到大肠癌疾病的转变，从根本上减少大肠癌患者将会有极大的作用。

　　大量研究表明，发展中国家易患癌症为胃癌，而发达国家的易患癌症为大肠癌，我国正处在发展中到发达国家的转型期，相应的，我国的疾病谱也在发生转移，从胃癌高发国，转移到肠癌高发国（图4-1），也正是如此，利用信息化技术对大肠癌进行预防的工作是极有意义的一项研究方向，从源头防治和管理大肠癌对于减少发病率，提高人民寿命有着重要作用。

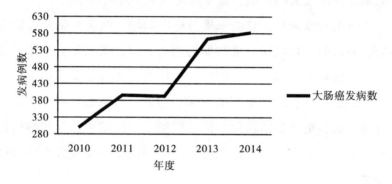

图 4-1　近 5 年大肠癌发病趋势

　　但是，现行的大肠癌普查方法过于简约，上海市大肠癌疾病普查每三年一次，范围为年龄大于 50 岁的人群，检查方法为进行肠镜检查。这种以年龄为界限的简单排查方法，难以涵盖特殊人群并提供有效的筛查，对拥有家族遗传史或者曾患大肠癌的人群并不适用，而且，对于不同地区，不同生活习惯人群，这种单一年龄划分方法作为普查标准进行筛查的方法也急需完善。大肠癌发病人群分析见图 4-2。如何通过大数据分析的成功，科学的制定针对人群特征的筛查标准，是本工作的另一重要内容。

　　我们主要就以下几个方面进行应用研究：

　　根据患者特征与临床数据，定制个体化的大肠癌疾病筛查条件；尽早发现和预防肠息肉向大肠癌转换的风险。相关分析见图4-3。

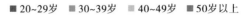

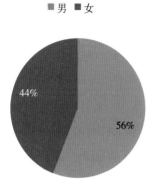

图 4-2　近 5 年大肠癌发病人群统计

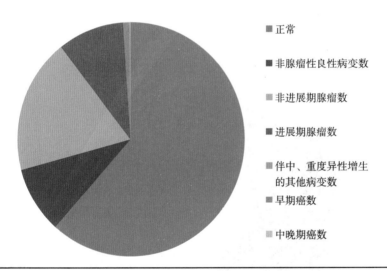

■ 正常

■ 非腺瘤性良性病变数

■ 非进展期腺瘤数

■ 进展期腺瘤数

■ 伴中、重度异性增生
  的其他病变数

■ 早期癌数

■ 中晚期癌数

肠镜检查数	正常	非腺瘤性良性病变数	非进展期腺瘤数	进展期腺瘤数	伴中、重度异性增生的其他病变数	早期癌数	中晚期癌数
2349	1446	217	439	223	1	20	3
100.00%	61.56%	9.24%	18.69%	9.49%	0.04%	0.85%	0.13%

图 4-3　近 2 年相关肠镜患者统计

第四章　基于信息化技术的疾病防治策略与医院信息系统构建

51

第一，特殊人群家族史分析，主要分析具有肠息肉家族史的人群的患病概率。第二，临床症状分析，针对崇明区罹患肠息肉的患者临床症状进行统计分析。第三，提取肠息肉患者的通用临床症状，对一些符合该临床症状的患者进行提醒。对临床症状的分析可以参照通用的统计学方法进行处理，如，可以将病历资料用 Microsoft Excel 软件建立数据库，并采用统计学软件如 SPSS11.5 进行分析和处理人群数据，计数资料采用 x^2 检验，计量资料采用 t 检验，以 $P<0.05$ 为差异具有统计学意义。同时，可以临床医学的关注点进行统计分析，如，分析不同性别息肉癌变情况；不同年龄息肉癌变情况；不同直径息肉癌变情况；单发与多发息肉癌变情况；不同部位息肉癌变情况；不同病理类型息肉癌变情况；不同类型腺瘤变化率比较分析等。第四，术后复查时间提醒，统计分析术后的复发时间规则，在适当的时候予以复查提醒（图4-4）。

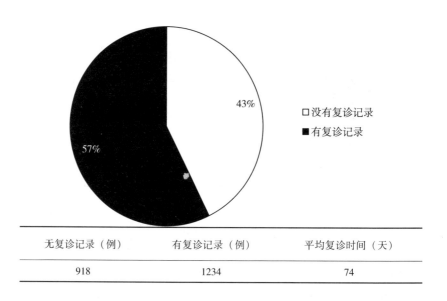

无复诊记录（例）	有复诊记录（例）	平均复诊时间（天）
918	1234	74

图4-4　近5年大肠癌患者复诊情况

1. 生活习惯分析，分析高盐、速食、饮酒、吸烟等生活习惯对疾病的影响。

2. 建立模型，形成质控规则，进行提醒。

3. 地域背景分析，分析崇明县不同区域罹患肠息肉的情况，提取地域对肠息肉的影响因子，并进行分析结果展现。

在就以上几个方面进行数据分析过程中用到的主要技术为大数据分析技术，涉及可视化分析，数据挖掘算法，预测分析能力，语义引擎以及数据质量和数据管理等方面。

此外，我们借助崇明区域平台架构，将研究样本从医院层面扩充至区域层面；获得更多的数据来帮助增加分析研究的准确性和完整性。

首先，通过数据挖掘中的分类算法，对数据进行清洗，选择有用的数据集，通过对已知类别训练集，如家族性非息肉病大肠癌（HNPCC）的家族数据的分析，从中发现分类规律，以此预测新数据的类别。如，在特殊人群家族史分析中，通过对崇明县肠息肉患者在家族中的分布情况进行分析，发现发病规律，分析新患者在家族遗传因素中的患病概率。又或者对崇明县所有肠息肉患者进行分析，就不同部位息肉癌变情况，不同病理类型息肉癌变情况等临床症状的某些明确方向进行分析，发现具体维度下的发病规律，分析新患者在有具体临床症状的情况下的患病概率，这是我们系统中比较关键的一点。

其次，可视化分析方法可使用户直观得到数据分析结果及各类智能提醒。

再次，根据可视化分析和数据挖掘结果，用户可以做出一些预测性的判断。

然后，语义引擎工具主要用于分析非结构化的数据，提取诸如"文档"等信息，如在对就诊者的生活习惯对肠息肉的影响分析中，由于就诊者的生活习惯描述是采用文档形式的非结构化数据，对数据的分析产生一定的挑战，我们使用语义引擎工具就可以较好解决这个问题。

最后，数据质量和数据管理通过标准化的流程和工具对数据进行处理可以保证一个预先定义好的高质量的分析结果。

我们同样利用大数据相关的技术手段来帮助进行区域数据的分析和利用。技术架构以 Hadoop 体系架构（图4-5）为基础，完成大数据处理的采集、导入/预处理、统计/分析、数据挖掘等任务。

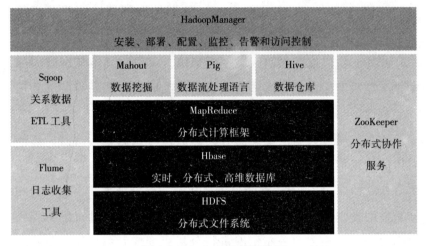

图 4-5　Hadoop 体系架构图

决策分析的过程包括如下几个步骤：

1. 通过 ETL 工具，从医院信息系统及崇明区域平台中心共享数据提取、清洗和转换数据，将处理完成的数据加载到适用于大数据分析的分布式数据库；导入与预处理过程需要导入大量数据，每秒钟的导入量会达百兆级别。

2. 利用分布式数据库，及分布式计算集群来对存储于其内的海量数据进行普通的分析和分类汇总等工作；以满足基础的数据统计分析需求。

3. 基于以上基础，数据挖掘的过程则是结合研究内容的要求，定义数据分析与预测算法，从而实现高级别数据分析的需求；对患者特征与临床数据、特殊人群家族史、临床症状、生活习惯、地域背景等相关指标进行大数据分析。

从结果来看，采用信息化的方法进行大肠癌的检测和质控，将对我们产生积极的影响和作用。

首先，信息化的介入改善了原来的大肠癌普查方式，对改善目前日趋紧张的医患关系有一定促进作用。

通过整合门诊咨询服务过程中所需要的各类信息服务，建立以信息化为支撑的便民服务中心，对于那些潜在易患肠息肉的人群，我们系统进行单独的提醒，这种提醒是针对该人群的特性而发出的，好像每个人都拥有了一个私人医生。而作为患者本人，当他得到医疗机构针对其个人的提醒时，其在潜意识中，会认为感受到了来自医疗机构的关爱，在心理上也会对我们医疗机构有更多的认同感。例如，在患者的临床症状符合我们知识库有关规则时，医生会得到提示，提醒哪些患者需要进行检查。当患者感受到来自医生主动的提醒，其至少会认识到医生在积极为患者本人的健康着想，也就因此减少了抵触感。长此以往，就会对医患关系起到积极的促进作用。

其次可以提高医疗质量。按照以往的普查方式，以单一的年龄为界限，实际上对特殊人群缺乏个性的判断，存在预防目标不准确的现象，同时对于大肠癌的防治效果也会产生影响，而我们的系统将很好的弥补这一缺点，就特殊人群、临床症状、家族史分析、术后复查、生活习惯以及地域背景等几个方面进行规则统计和分析，对于在肠息肉早期预防疾病，发现疾病，提高医疗质量方面有着至关重要的作用。

目前，基于新华总部给予的大力扶持，多名临床专家来到本院，为未来的研究发挥了积极的作用。另外，随着我院信息化的发展及电子病历的进一步深化，数据的标准化程度越来越高，使得数据采集的完整性、正确性也相应提高，为我们进一步深化相关因素（人口分布地区、人口年龄、性别、饮食、口味、家族史、排便习惯等）的研究提供了保障；通过信息化手段将信息统计和大数据技术用于肠息肉的防治中，使得医院在大肠癌的防治方面的效果和质量达到三级医院要求，最终将会对改善医疗制度，医患关系以及提高医疗质量有着明显的作用。

（徐　珂　胡　颖）

第二节 RIS/PACS 病例随访系统的探索

　　医院的信息化建设始于 20 年代末，在建设之初就得到了院内领导的高度重视，从 HIS 系统、药房摆药系统、护士管理系统等最基础的系统开始，到门诊的诊间医生、住院的电子病历系统无一不展现着数字化的魅力。尤其在医院创建三级医院的这几年，医院的信息化建设取得了突飞猛进的发展，PACS 和手术麻醉、OA 等系统的建设，实现了放射科和手术室等科室的数据整合和流程再造，大大减少了放射科等科室人员的工作量，随着 PACS 系统的建设完善，放射科人员的诉求也不再停留在影像统一存储和自由调阅上，他们希望信息系统可以助力于解决他们科室随访质量不高，数据难以利用等问题。

　　2009 年以前，放射科的随访都是采用手工记录，以文档的形式加以保存，有很大的缺陷和弊端，即使在使用了 RIS 系统进行报告书写的情况下也没有改观：

　　1. 医院日均就诊量大，对特定的患者手工筛选、数据采集工作量大而且繁琐。

　　2. 无法分辨患者是否一定时间间隔内做过随访工作，工作效率低下。

　　3. 院后随访情况手工记录，资料难以重复利用。

　　4. 信息数据存在各个系统之间互不相通的现象，放射科医生无法看到患者。

　　放射科对于随访系统的建立显得尤为迫切。放射科随访系统能帮助放射科实现所需患者诊疗数据的整合，为放射科提供大量病例的院前、院中和院后的数据进行多层面多角度的研究，更加符合上海市的 RIS/PACS 质控要求，提高放射科对疾病诊断的准确率，提升放射科科研水平，加强对年轻医生的培养，同时可以为岛内居民提供更优质的医疗服务。

　　在建设随访系统初期，我们对放射科现有的随访工作流程进行了详细的调研，对随访工作过程中所遇到的难题和繁琐有了充分的了解。因此我们对应用了随访系统后的随访工作流程做了重新规划（图4-6）。

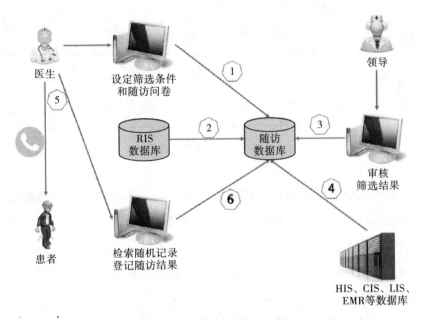

图 4-6　随访系统工作流程图

随访系统主要基于医院现有的信息化系统，如 HIS、LIS、CIS、EMR 等，随访系统根据随访任务要求从 RIS 系统中筛选患者进随访清单，通过领导审核后，将患者的就诊数据从 CIS、LIS、EMR 等系统中抽取到随访数据中，为后期生成知识库和统计分析提供数据（图4-7）。医生根据随访任务清单进行随访工作，并将随访结果登记到随访数据中，完成基本的随访任务，为后期的查询和统计功能提供数据。将特定案例加入到知识库中，为科研和教学提供数据。

随访系统功能设定：

任务设定：为了高效地开展院后的随访工作，必须解决患者的筛选和患者病历抄录的问题。设定随访任务的自动筛选条件，包括性别、年龄、诊断、就诊时间范围等条件，可实现对 RIS 数

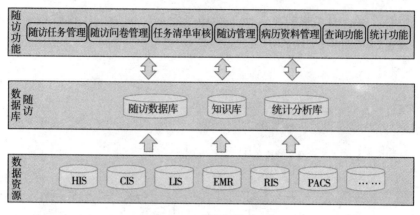

图 4-7　随访系统架构图

据库中的患者记录的自动检索和筛选，符合条件的患者将被添加到随访任务的患者清单中。通过随访对象筛选的自动化，有助于节省花费大量人工，避免检索和抄录患者的就诊资料所花费的时间，提高随访工作的工作效率，也为患者数据的可重复利用打下基础。

工具设定：不同病种和科研任务对患者的随访内容可能是不同的，需要提供有针对性的随访问卷，因此随访问卷必须根据随访任务进行定制。定制的随访问卷支持可在线运行，即医护人员在随访时系统能支持随访问卷的全面展示，并支持问卷内容的录入，可提供问卷的预览、打印和导出功能。

审核设定：自动筛选的患者清单不一定完全符合随访任务的要求，需要进一步对患者清单进行人工筛选，然后将人工筛选出的患者清单提交审核。经过审核的患者清单为最终的随访任务的清单。考虑到随访任务执行的结束时间的不确定性，随访的患者清单支持部分清单的审核，通过审核的患者清单即可开展随访工作。

管理设定：医护人员随访时，可查询到随访任务的状态，包括任务状态、创建时间、开始时间、结束时间、筛选人数、随访人数、完成人数等。进入随访任务后，可查询到随访任务的患者清单和相关的随访完成情况；开始患者随访后，将自动调取随访任务预定义的随访问卷，系统将自动填写相关的患者信息；医护人员根据随访问卷对患者进行电话随访，将患者的答复填写到随访问卷内；点击"完成"，即可完成本次对患者的随访。支持对已完成的随访问卷的调阅、导出和打印。

资料存储设定：对随访任务的患者清单里的患者，将自动从院内其他信息系统抽取所需的信息，保存在随访系统数据库内，为随访后期的查询和统计功能提供数据基础。所抽取的数据中包括所需的患者门诊、住院信息，包括患者的基本资料（姓名、性别、身份证、出生日期、联系方式等信息）、临床诊断、LIS 检查、RIS 报告、内镜检查、病理检查等。患者病历资料的自动抽取，大大节省了医护人员抄录资料的时间，提高了随访工作的效率。

查询与统计功能设定：可以对所有的随访任务和患者进行条件查询，如患者的诊断、性别、年龄、随访时间等。支持查询结果的打印和导出。

随访系统的建设完成和实际投入使用，得到了放射科工作人员的欢迎。放射科工作人员不仅更加规范地开展随访工作，而且可以通过系统之间的接口直接看到随访病例相关的各项医疗数据。在随访工作中，可以倾听患者对医院工作的评价和患者院后康复的情况，以及康复过程中产生的问题，医护人员同时给予一定的建议和指导。随访系统的上线应用，对医院带来以下好处：①将患者与医院紧密结合起来，延伸了医疗服务的范围和半径，使患者感到医疗服务价值提升；②为患者提供院后的康复和复诊指导，让患者获得更贴心的医疗服务，更好促进患者疾病康复；③为疾病诊断、治疗的科研提供科研资源；④为人才培养和教学提供数据案例支持；⑤"以病人为中心"的服务观念，满足患者多层次需求，提高患者的满意度，提升医院品牌价值。

（施春艳　徐　珂　施建文　徐伟平）

第三节　基于 OA 模式下的医院档案管理信息系统的构想与实施

医院档案作为一种信息资源不仅能为临床医务人员提供有效的文献资料，客观真实的病史案例，还能通过档案资料的梳理分析发现问题，找到对策，从而有助于提高医院的管理水平，还可作为维护医务人员和患者利益的法律依据，同时也能对医院的工作起到监督、指导、传承和借鉴作用。在创建三级医院过程中，县级公立医院医疗改革探索与实践中，我院档案管理也相应得到了重视。本文将阐述在新形势下，充分发挥档案作用，努力提升医院等级，构想并实施了 OA 模式下的医院档案管理信息系统。

纵向来看，医院档案工作在不断上台阶，进入新境界，也有了相应的档案管理制度和工作人员工作职责，但是不可否认还缺乏相应的检查监督机制和严格的工作考核标准，容易出现工作制度落实不到位，职责履行不严格等现象，长此以往势必导致管理脱节，结果往往出现档案管理混乱，工作效率低下等问题。

为了提高医技质量和水平，医院把大量资金用于医疗设备的购买以及高水平医务人员的引进，并且随着病人增多，医院用房日益紧张，医院在档案管理设施上的投入比较少，我院现有档案1万多卷，档案存放场所往往要靠不断争取才能满足需要。随着经济社会的发展，计算机网络技术在医院管理中得到广泛应用，然而在医院档案管理工作中的使用还是非常有限，档案管理工作仍多为手工管理，尚未引进独立的档案管理软件系统。

要实现档案的现代化管理，一是要加强档案的保管设施，如设置专门的档案库房，配备必要的安全保管设施；二是要加强档案现代化管理，利用电子计算机管理档案信息的收集、传递、开发利用的主要功能。在目前最重要、最基本的现代化管理手段之一是计算机管理，将档案内容按党群工作、行政管理、业务管理、科研教学、基本建设、仪器设备、财会等分门别类地输入计算机，这具有检索快捷、方便、高效等优点，使查档案材料费时费力的原始劳动变成在几分钟甚至数十秒钟便可解决的问题。这样既是人类劳动能力的解放，更是工作质量的飞跃。可以使档案信息在现代化机器设备中迅捷、准确、方便地再现，使档案信息的处理、传输获得前所未有的积极效果。三是要配备整套档案扫描系统，改变单纯由人工录入资料的相对落后的做法，提高档案管理的质量和档案管理工作的效率，使医院档案管理更加现代化、规范化。

近年来，随着医疗体制改革包括医院行政、医疗、教学、科研等工作的不断深入，同时伴随着计算机、信息、通信技术的不断发展，医院管理也随之逐步走向规范化、制度化、信息化、现代化。由于我院部门众多，结构复杂，传统管理中存在的弊端日益显现，已严重阻碍医院管理的现代化进程。为满足医院现代化管理的需要，OA办公自动化系统逐步在医院得到应用和发展，也标志着医院管理新时代的到来（图4-8）。其针对医院管理需求提供统一的软件系统和网络支持环境，能够实现医院大多数的"日常办公"，提高医院综合管理水平，实现了信息的管理、流通、共享，使职工及时了解医院的最新动态，待办事宜的智能提醒，确保重要事务及时处置，实现医院管理的精细化，高效化，有助于医院决策的科学化。

我院自市政府"5+3+1"工程启动以来，在"医教研"等方面都取得了长足的进步，一所集临床、教学、科研为一体的大型公立综合医院，其档案建设必须紧跟医院发展，档案管理借助OA信息平台，通过现代化信息技术实现综合档案信息资源共享，为全院提供便捷、高速、高质量的档案信息服务，为医院各项工作的开展提供有效的信息支撑体系。

开发档案管理软件系统的方式包括联合开发、自主开发、委托开发等，其中自主开发方式最为适合我院档案管理信息系统，具有实用性强、维护成本低、可根据医院管理要求不断更新变换的优势。

目前对 OA 系统中档案文件的主流管理方式大都采用的是 OA 系统与档案管理系统二者相结合的方式，将两者做无缝链接，从而达到文档一体化的管理水平。

我院的 OA 系统开发之初充分考虑到现实需求与发展需求，关注 OA 系统的应用情况，做到了以下几点：①OA 系统与档案管理系统登录的账号应一致；②电子文件的网上收集通过一个接口顺利地导入到档案管理系统中；③在电子档案文件的整理归档中要保证纸质文件与电子文件两者的无缝链接；④逻辑归档转化为物理归档时间上的无缝链接；⑤档案人员全程跟踪做到无缝链接。

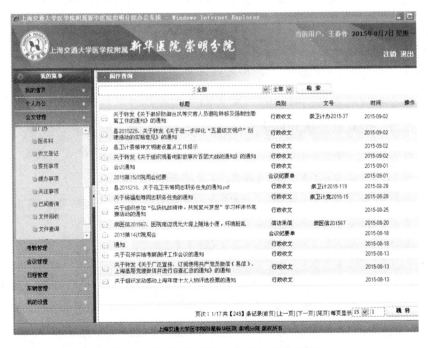

图 4-8　新华医院崇明分院 OA 系统示意图

当前，医疗卫生体制改革日益深化，医院管理工作不断面临新的机遇和挑战，2009 年至今"创三"的号角一直吹响，档案管理作为医院科学管理中的重要一环，是必须重视的基础工作，不容忽视。档案管理工作做好了，一方面为医院高层管理人员及时了解医院整体运营情况，适时调整管理策略提供准确依据，为决策提供支持依据，能够有效地推动三级医院的创建，使崇明百姓能更早地同享城市优质医疗资源，缓解海岛居民看病难的矛盾，促进崇明人民健康水平不断提高；另一方面，有利于社会各方准确认定医院经营成果，为医院与各有关方面进行有益合作奠定坚实的基础。

总之，OA 系统应用与档案管理的不断创新与改进，可以极大促进档案管理办公自动化，简化工作程序，提高工作效率，这是一个不断完善的过程，需要从实践经验中通过存在问题探索新的方式方法，实现工作效率最大化的同时保证档案资料的安全性，如此基于 OA 平台模式下的医院档案管理信息系统的构想定能实施。

（王春香　黄汉琴　郭冠南　徐伟平）

第五章　公平、公正、公开的绩效管理与激励工作实践

　　绩效（performance）是"成绩"与"表现"的意思。"绩效"最早被用于投资项目管理，如"项目绩效管理""项目绩效评估"。随着项目绩效管理不断地延伸，从"项目"演变到对"人"的管理，如"员工绩效""员工绩效考核"。绩效管理应用到组织管理理论、公共行政学，又衍生了"团队绩效"和"组织绩效"以及"组织绩效评估"。

　　医院绩效管理是现代医院管理工作的重要内容，是医院管理者、各部门和职工就工作目标与如何达成目标形成承诺的过程，也是管理者与职工不断交流沟通的过程。有效的绩效管理能够引导医院各部门及员工不断地改进自己的行为，发挥主观能动性，提高工作绩效，全面提高医院的运行效率和服务水平。

　　我院创建三级医疗机构以来，从绩效管理的各个维度进行努力探索，践行公平、公正、公开的原则。

第一节　平衡记分卡在县级公立医院临床科室考核中的应用

　　随着县级公立医院综合改革的全面展开，良好的绩效管理模式对提升医院综合能力的作用显得尤为突出。

　　平衡计分卡（BSC）是哈佛商学院的卡普兰和美国复兴公司总裁诺顿在 1989 年用于改善传统财务评价系统缺陷而提出的管理方法，是目前国际上十分流行的绩效评价工具，它通过财务、客户、内部业务流程以及学习与成长四个维度，对战略进行了清晰地描

述，建立了一个开放性的战略结构体系。卡普兰和诺顿（1996）指出虽然平衡计分卡提出的初衷与应用是为了改善营利性组织的管理，但是将其运用在改善政府和非营利组织的管理上效果会更好。在国外，平衡计分卡方法的不断完善，也逐步在卫生服务领域得到了广泛的应用，其卫生服务机构的类型包括医院、精神性疾病护理中心、国家卫生服务系统、联邦政府和地方政府等。21世纪，平衡计分卡在中国流行，并逐步进入医疗行业管理。

结合县级公立医院改革及三级综合医院评审要求，在学习和领会平衡计分卡应用于绩效管理经验的基础上，根据其"平衡"原则，新华医院崇明分院将医院年度战略目标，分解至临床科室绩效考核四个维度指标体系中，以增加科主任对绩效管理评价的关注度，提高员工责任感及工作积极性，以促进医院可持续发展。

临床科室平衡计分卡评价指标体系由以下几方面构成：

一、财务维度

公益性性质、财政补偿不足与医院可持续性发展之间的矛盾如何平衡是选择指标的关键，医院以保持公益性为基础，优化费用比例为重点，提出以下三方面主要考核指标：①药品及耗材收益占业务收入百分比；②成本控制评价；③城镇、新农合总量控制指标。其中，为体现科主任对城镇、新农合控制管理情况的综合评价，2015年增加科室医保管理总体评价，以提高医保综合管理执行力。

在临床科室财务核算数据指标确定过程中，可依据科室近两年发展情况及费用整体控制目标考量，同时，通过调研，了解科室新技术发展趋势，合理制定指标值，如医院心血管内科自2014年6月份开展DSA治疗技术以来，耗材收入增长明显，在耗占比指标设计中，应考虑这一点。

其次，医院成本控制是按照既定的成本目标，对成本形成过程的一切耗费，进行严格的计算、调节和监督，及时揭示偏差，使成本被控制在目标范围之内，保证成本目标的实现。县级公立医院改革中要求医院加强成本管理，提高医院成本控制意识，从根本上解决患者医药费居高不下的问题。我院自 2006 年开始，已经开展以业务科室为核算单位的成本核算体系，并将此作为年度考核目标。临床医技科室财务层面考核指标体系见表 5-1。

表 5-1 平衡计分卡中财务层面临床科室指标体系

考核维度	考核内容	考核指标	考核分值
财务层面（19 分）	财务核算数据（13 分）	门急诊药占比	1.0
		住院药占比	1.0
		住院耗占比	1.0
		医保门诊总量（万元）	1.0
		医保住院总量（万元）	1.0
		医保门诊均次费用（元）	1.0
		医保住院均次费用（元）	1.0
		新农合门诊总量（万元）	1.0
		新农合住院总量（万元）	1.0
		新农合门诊均次费用（元）	1.0
		新农合住院均次费用（元）	1.0
		科室医保管理	2.0
	科室成本控制（6 分）	科室成本率	6.0

二、客户层面

提高患者满意度，方便患者就医流程，是医院服务发展的重点和趋势，医保政策的改变，新农合居民可以直接进入三级医院就诊，势必对县级公立医院的服务改革提出更为严峻的考验，为寻求更为长久的发展模式，医院始终贯彻落实"关爱患者、从细节做起"十大服务举措，因此在客户层面，临床科室考核指标分为便民服务措施、患者费用负担及病人满意度测评三大类。在具体进行临床科室指标制定的过程中，考虑医院在 2014 年开通了"114"和"12580"名医导航全国热线和网络专家门诊预约平台服务，预约比例上涨明显，因此在科室指标订立时加大目标预约率。

其次，在患者费用负担方面，以控制药品费、耗材费为重点，细化指标考核，摒除单一考核均次费用带来的弊端，优化费用结构。为响应县级公立医院改革中关于使用基本药物的精神，2015年重点临床科室根据医院总体目标（≥50%）及科室近两年使用情况，制定个性化指标值。临床医技科室财务层面考核指标体系见表5-2。

表5-2　平衡计分卡中客户层面临床科室指标体系

考核维度	考核内容	考核指标	考核分值
客户层面 （25分）	便民服务措施 （5分）	病区主任接待日制度每周完成率100%	1.0
		科室媒体宣传100%	1.0
		门诊专家预约比例≥30%	3.0
	患者费用负担 （5分）	门急诊均次费用（元）	1.0
		门急诊均次药费（元）	1.0
		住院均次费用（元）	1.0
		住院均次药费（元）	1.0
		住院均次耗材费（元）	0.5
		门诊基本药物使用占医保药物总金额比	0.25
		住院基本药物使用占医保药物总金额比	0.25
	患者满意度测评 （15分）	患者满意度≥96%	15.0

三、内部流程层面

质量与安全是医院管理的核心，也是医院发展的根本保证。根据医院医疗工作重点及临床科室发展目标，考核指标以医疗质量安全、科室工作效率、科室运行效率三方面为重点，并加大对医疗质量安全的考量。根据环节考核重点，在抗生素使用合理性、医疗安全方面等进行细化。如根据县级公立医院单病种及临床路径发展要求，明确重点病种临床路径入径例数、入径率、完成率等，以增强考核规范性。

科室工作效率方面仍以门急诊人次、出院人次、手术人次为考核重点，以鼓励临床科室从改善服务态度，控制就医费用等方面吸引患者，促进医院品牌建设。科室运行效率方面，以平均住院日及床位使用率为重点，同时根据单病种管理要求，细化单病种平均住院日考核，以适应目前病种考核的发展趋势。临床医技科室内部流程层面考核指标体系见表5-3。

表5-3 平衡计分卡中内部流程层面临床科室指标体系

考核维度	考核内容	考核指标		考核分值
内部流程层面 （36分）	医疗质量安全 （26分）	临床路径	个数	1.0
		某病种	入径例数	1.0
			入径率	1.0
			完成率	1.0
		抗生素使用合理性	DDD值	4.0
			使用率	
		病史质量	运行病史质控（分）≥9.8	2.0
			终末病史质控（分）≥98	3.0
			台账检查（分）≥9.8	2.0
		院内感染控制	Ⅰ类切口抗生素使用率≤30%	3.0
			医院感染发生率≤10%	
			微生物送检≥60%	
		医疗安全考核	无医疗不良事件	2.0
		报告制度执行	报告卡填写规范，危急值、传染病、医疗不良事件无漏报、瞒报	1.0
		治愈/好转率		1.0
		门诊综合质量考核（分）≥95		2.0
		护理综合质量考核（分）≥96		2.0
	科室工作效率 （6分）	门急诊人次		2.0
		出院人次（手术科室）		2.0
		住院手术人次		2.0
	科室运行效率 （4分）	平均住院日（天）		0.5
		单病种（天）		1.5
		床位使用率		2.0

四、学习与成长层面

科教兴院已成为医院发展的重要理念，科技水平是医院医疗水平的助推器，教育水平是医院内涵建设的平台，人才队伍建设是医院可持续发展的核心内容，三者都直接影响到医院综合实力的发展。

本层面说明了科室能否持续增加并创造价值的问题。一家医院如果期望实现长远的发展，就必须要从现在起投资自身的基础建设。医院要改善病人就医流程、提高医疗质量和服务水平、缩短住院病人天数、提高病床使用率，这一切的实现都需要医院职工的努力。新华医院崇明分院作为崇明县唯一一家三级乙等医院，承担岛内主要科研和教学任务，因此人才队伍的建设是医院，乃至崇明县卫生事业发展的重中之重。针对以上情况，该层面指标制定主要分为三大类：科研工作、教学工作及人才培养工作。

科研工作以统计源论文、SCI论文、科研项目、按计划任务书完成情况为指标，依据医院总体科研发展及规划目标，结合科室综合发展情况，及是否入选基础、重点专科的性质，结合年度计划在指标设定上微调，以期将绩效考核与其他类科研考核相结合，避免同一事物不同标准考核的尴尬局面。此外，考核还注重过程考核，科研参与度考核，强化医务人员的科研参与意识。

教学工作则对继续医学教育情况、教学成果、教学质量及教师资质等方面予以考核。医院作为上海医高专的合作教学点、蚌埠医学院的实习基地和全科医师的规培基地，在具体科室指标设计上根据科室担任重点有别，同时依据上一年度考核情况，进行微调。

人才培养计划以高级职称比例、进修学习情况、学位培养及优青、优青后或名医工作室导师情况为重点。自2009年新华医院托管本院以来，大批高级职称医生及一些管理人员担任临床管理重要职务，带动医院人才培养建设，高级职称人数及比例增长显著。2012年创建三级医院期间更是得到飞跃发展，结合科室发展，医院在高级职称比例要求上以25%为基本要求，医技科室根据其岗位性质，适度下调。其次，人才队伍建设仍旧以过程管理为主，鼓励广大医务人员申报、参与医院各项人才培养计划。医院自2010年启动优秀青年培养计划，为期三年，每年度根据优青培养计划完成情况进行考核，将此列入绩效考核，有利于提升科室重视程度，及青年人才对自身责任感的提高。2012年崇明县启动名医工作室项目，医院为配合县内工作的顺利开展，增加名医工作室管理工作考核，鼓励科主任积极申报，提升教学能力，努力投至医院参与崇明县卫生事业发展中去。临床医技科室学习与成长层面考核指标体系见表5-4。

表5-4　平衡计分卡中学习与成长层面临床科室指标体系

考核维度	考核内容	考核指标	考核分值
学习与成长层面（20分）	整体科研工作（8分）	发表统计源论文数达标	4.0
		发表SCI论文数达标	1.5
		科研项目达标	1.5
		按计划任务书及时完成科研项目	1.0
	整体教学工作（7分）	继续医学教育出勤率、达标率	1.0
		有继续医学教育项目或有教学研究或有教学成果	1.0
		认真完成教研室布置的教学任务，保证教学质量	5.0
		高级职称比例	1.0
	人才培养计划（5分）	进修学习　当年度进修3月及以上或进入技能型人才培养计划，得2分；当年度申报技能型人才培养，得1分	2.0
		学位培养　当年度取得硕士及以上学位，得1.5分；当年度具有1名及以上在职研究生，得0.5分	1.5
		优青、优青后或名医工作室导师　当年度申报"优青"或"优青后"培养计划，得0.3分；当年度具有1人及以上"优青"或"优青后"，得0.2分或当年度担任导师，得0.2分	0.5

在平衡计分卡的具体指标选择过程中，医院根据三级医院特点结合县级公立医院改革重点内容，在医院及临床科室发展性质和规模的基础上合理制定关键指标，在推行过程中具有以下特点：①注重医教研平衡发展，且以医疗内涵建设为重点；②注重数据考核精细化，注重临床路径及单病种管理；③根据县级公立医院改革要求，注重科室成本管理、抗生素及基本药物合理使用；④根据医保最新改革内容，注重城镇及新农合费用控制；⑤根据医院发展情况，细化均次费用控制指标；⑥人才队伍建设方面，注重过程管理，鼓励申报、鼓励参与；⑦为保证考核执行的可行性，与科主任沟通确认后进行签订落实，这是平衡计分卡落实至实际管理的关键环节，其影响到平衡计分卡能否有效发挥作用。

绩效考核的目的一方面为了组织目的实现，一方面为了提高员工的积极性，作为医院运行重要单位的临床科室，根据年度运用平衡记分卡设定工作目标，作为科主任年度目标责任书的重要组成部分，有重点、分阶段进行考核，有利于医院整体战略目标的实现。在月度考核中，参照平衡计分卡指标内容以医疗内涵建设为重点，根据每月关键指标考核，如药物合理使用、药占比控制、均次费用控制、环节质量管理、医疗安全监控等情况进行考核，并与绩效奖金分配挂钩。季度及半年度考核，参照以科室运行情况、病人满意度、成本控制为重点。年度考核在平衡计分卡考核的基础上，增加月度考核平均分、半年度考核平均分及科主任综合能力考核，同时与年终奖发放情况挂钩。

值得注意的是，学习与成长层面中关于科研教学及人才培养考核，考虑其周期性，以年度考核为主。

平衡计分卡实施以来，有力调动了相关考核科室工作责任感，有力促进了员工工作积极性。自2009年新华医院托管以来，医院业务水平及医教研综合发展得到稳步提高，门急诊人次、出院人次、手术人次年均增长分别超过10%、5%、10%。2014年平均住院日9.2天，达到三级医院评审标准。医务部门加大对病史质量考核及药物合理使用考核，督查病史逾千份，抗菌药物 DDD 值 55.14，同比 2013 年下降 3.87DDD。自 2009 年至今，医务人员（不包括新华医院派遣专家）高级职称比例上升 3 个百分点，增加人数超过 30 人。

年初制定的科研目标也有利促进了临床骨干科研能力，2014 年 SCI 论文 10 篇，影响因子 6.627。科研项目 54 个，其中国家级 1 个。

要确保医疗品质的不断改善，医疗机构必须在保持现有品质的基础上，不断开展相关品质持续改进的工作。2013 年由医院绩效管理办公室牵头成立绩效管理持续改进品管圈，组织成员有相关院领导以及临床医技科主任，通过定期召开 QCC 会议，探讨在医院及科室绩效管理中存在的问题，包括如何将平衡计分卡科学合理的运用于绩效考核中去。QCC 的建立帮助绩效管理办公室在制定绩效考核指标的过程中始终处于信息交流开放的状态，集思广益，定期收集在运行过程中产生的各项细节问题，有效建立 PDCA 持续改进模式。

此外，为保证日常考核的权威数据支持，医院投入巨资建立了药物使用动态监测系统、病案管理系统、临床路径单病种管理系统、设备管理系统、办公自动化系统，完善 HIS 系统、成本核算系统、人事管理系统等。同时，标准化各项上报流程、改善患者就医流程等，以上具体管理措施的建立，均为绩效考核的科学落实提供保障，以质量为生命，以管理促发展。

每种考核办法运行一段时间之后，就会暴露出弊端。因此，绩效考核只有更好，没有最好，需要不断改进与完善。

（颜　霏　施秀红　李敏强）

第二节　提高县级公立医院财务精细化管理的探索

财务科作为医院管理部门之一，不仅限于记账和核算，更重要的是规范医院运行机制并为医院的科学高效管理提供财务信息及决策依据。同时肩负着财务资本保值增值、资金风险防控、降低医院运行成本、提高资金使用效率的责任。医院财务精细化管理进一步提高财务会计信息正确性，发挥了财务作为参谋助手、效益管理和监督管理职能等作用。

随着医院内涵建设的加强，财务精细化管理程度的提高，同时身处三级医院这样一个中高级知识分子聚集的地方，尤其需要一支总量充足、结构合理、业务能力突出、协作意识强劲的会计团队来实施管理。由于地理环境和人文环境的限制，县级公立医院普遍缺少高精尖的财务人员，整体的素质还有待提高。基于各方面的限制，财务科在现有人才结构上，尽量优化配置，发挥最大管理效益

新《医院财务制度》第十条明确规定，医院要实行全面预算管理，并建立健全预算管理制度，标志着财务预算逐渐迈入精细化管理步伐。针对原先预算主体不够精细化、预算约束力不强的情况，我院2009年成立预算管理委员会，明确预算的管理者各担其责，由院长担任主任，各职能科科长，临床主任担任委员，负责预算的制定、调整和监督。本着"以收定支、收支平衡、统筹兼顾、保证重点"的原则，使用零基和增量预算相结合的方法，重点做好财务收支预算。

一、财务支出预算内容精细化，是控制成本，合理安排支出的关键

支出预算分两个层面进行，一是全院的支出总预算，按照医院财务会计科目分类制定，另一个是部门分预算，由设备科、总务科、信息科等职能部门按可控原则制定，是全院支出总预算的补充预算，也是对全院支出预算的细化。

全院支出预算中人员经费根据人事部门制定的人员引进计划和退休人员数，结合调整工资和奖金等政策制定，其中社会保险缴费和公积金则按上年工资收入乘最新缴费基数调整确定；卫生材料费按往年卫生材料收支比例结合今年卫生材料收入预算制

定；药品收入按今年预算药品收入和药品加成率制定；固定资产折旧，无形资产摊销按上年实际发生数加上今年新增减去今年到期固定资产折旧和无形资产摊销额制定；医疗风险基金按全年医疗收入预算乘以提取比例制定；其他费用中可控成本按各职能部门制定的预算为准，不可控成本按上年基数考虑变动因素调整制定。

部门预算是职能科室按可控支出制定部门全年预算，并由其负责预算的执行，目前我院有八个职能部门参与部门预算。总务科负责水、电、煤及日常维修、特定工程项目等预算；设备科负责医疗设备的购置支出和过保修期设备的维保费用等预算；人事科负责人力成本及人才培养经费等预算；科教科负责科研及教育经费等预算；信息科负责信息方面软硬件的购置和维保费用等预算；其他部门负责对管辖内支出项目预算；财务部门对部门预算行使监督管理职能。

二、财务预算过程全面精细化，是预算落实的有力保障

预算的过程要全面，对预算编制、审批、执行、调整、决算分析和考核过程细化。财务预算编制实行"两上两下"程序，从部门上报预算基础数据经预算委员会讨论研究决定，到下达预算控制数到各部门。各部门最终预算报送到财务，经职工代表大会通过，正式批复部门预算。根据制定的预算，财务科对各部门预算科室预算执行情况进行全年跟踪，凡列入预算项目的，给予审批执行，对执行过程中因客观因素影响，发生较大变化，急需增加预算的，年中将进行调整预算，若医院总收入超预算，可以考虑追加预算，否则只考虑调减其他项目预算，以期达到全年预算平衡，坚决不做赤字预算。对全院的预算按季度完成执行情况分析，对执行过程中存在问题的提出整改意见，发现异常情况及时向领导汇报，并对问题的原因进行分析，从而保证医院经济健康良性发展。同时建立预算考核机制，对预算控制好的职能部门予以通报奖励。通过预算过程的全面监督，控制资金成本，杜绝资

源浪费，达到增收节支的作用。

三、收入核算精细化，实现医院收入合法、完整、真实、正确

医院的收入主要包括医疗收入（含药品收入）、财政补助收入、科教项目收入和其他收入。医疗收入主要来源于政府确定收费项目和收费标准的医疗服务收入。按来源渠道不同可分为门诊和住院收入，确保不同渠道的资金流入的完整、及时、正确性。利用收费系统对门诊住院当天的收款和报表进行核对，对现金、转账、POS机刷卡等多形式资金形态进行核对，确保医院收入及时足额收取。对医保、农保等记账形式的收入，每月月底与医保结算人员结报数据核对一致，确保记账部分收入的正确性，同时紧密跟踪医保等资金流入情况，确保收入不遗漏，资金及时回笼。每天对收入的明细项目进行归集并作会计处理，每月月底对当月收入进行汇总。财政补助收入虽占医院总收入的比例很小，但也是不可或缺的收入，体现的是同级财政部门对医院的补偿机制，应按财政预算批复书确认的数额进行拨款进度追踪，确保财政资金足额到位，并严格按规定的条件和用途使用。科教项目收入是医院科研工作者从事科研工作的物质保障，财务人员对收到的每笔科研经费第一时间通知科教科，科教科根据科研申报信息核对具体课题负责人，核对无误后告知财务科建立专用账户，实现科研经费即时到账，确保专款专用。

四、资产核算精细化，实现国有资产保值增值

固定资产精细化管理，通过完善固定资产管理制度，建立固定资产管理平台，加强固定资产核算。依照分级负责，归口管理的要求，明确各个部门对医院的固定资产管理责任并落实到位。财务科负责总账，各资产管理部门即总务科、信息科、设备科对各自管辖内固定资产进行审批，购置，入库登记，调拨，报废，定期盘点等具体事务，负责科室明细账，具体使用科室负责台账

及资产的保管责任。财务科每月通过固定资产系统对固定资产执行折旧，并通过账务处理，完整反映资产的新旧程度，通过精细化的管理，发挥了固定资产使用效率。

五、财务分析精细化，是财务精细化管理的重要组成部分和手段

财务分析精细化并非简单地分析细节，面面俱到，而是要抓重点，讲实效，紧密地与医院管理需求相结合，能提供给管理决策者最有价值的信息和见解。财务工作者在工作中不断积累经验，善于收集整理有关的财务资料信息，以财务会计报表为根本介质，结合宏观环境、实践活动和其他相关信息，采用一定的财务分析指标和财务分析方法，进行综合分析。做到客观真实地评价过去，理性地正视现在，科学地预测未来。注重与区域内同级别，同规模医院之间的横向比较，分析自身与同行之间的优劣势，摆正自身的位置与定位，谋求长足的发展。

目前医院财务信息化建设亟待改进，虽然有独立的财务核算系统，但缺乏全面预算管理平台，全成本核算管理平台，科研经费管理平台等独立管理子系统。财务精细化管理离不开信息化手段的支撑，在考虑人力、物力、财力的执行成本的同时，及时转变管理理念和管理方式，希望能通过财务信息系统循序渐进完善、整合，助推医院财务精细化管理的进程。

（顾海英　张玲玲　闻　毅　李敏强）

第三节　医院收费青年示范岗创建的探索与实践

医院收费窗口是医院文明服务的"十大窗口"之一，是医院和患者接触时间最早、留给患者第一印象的地方，同时也是各种矛盾相对集中的地方；工作人员服务质量的好坏，直接关系到患者对医院的满意程度，影响着医院的声誉和形象。2011年，卫生部号召全国医疗卫生系统开展"服务好、质量好、医德好、群众

满意"的活动。2012年初医院财务科以开展"三好一满意"活动和"创三"评审年为契机，开始创建青年收费示范窗口试点，旨在从青年团队抓起，以青年为标杆，树立榜样，带动员工转变服务理念，提升服务品质，推进窗口改革。总结窗口服务的共性和管理方法，探索建立一套符合现实需求的窗口管理模式，进而推广至全院窗口岗位，最终全面提高全院窗口服务品质，提高医院管理效率，节省医院管理成本，提升医院形象。

我院门急诊收费室现有成员26人，35岁以下有10人，这其中团员7人，党员2人，建党积极分子2人，学历架构：大专1人，本科9人，学士学位2人，助理会计师5人，他们年轻、上进而富有朝气，是开展"青年示范窗口"活动的生力军。作为医院的重要窗口之一，财务科在2012年通过开展"青年示范岗"争创活动，促进窗口队伍建设和各项工作的开展。

2012年初，医院财务科创建青年示范岗，遵循"以病人为中心"的服务理念，提出"三个一"服务，即"一句你好、一次微笑、一个眼神"，引领财务收费窗口的青年员工们在接待病人时，以真诚的眼神和会心的微笑，消除医患之间的隔阂，架起医患之间沟通、交流、和谐的桥梁；同时注重流程规范，既为病患提供了心理慰藉，从而在病患中树立良好的口碑。

青年示范岗作为岛内较早创建的模范类服务性窗口，规范明确既定的岗位职责和工作目标是切实可行的执行窗口建设的具体手段，窗口依据各个不同时期的需要，制定不同的细则和指导性文件，在既定的发展目标和规章制度内有效的做到灵活多变，顺应形势的同时，使得窗口工作真正能够做到有章可循有法可依。

接着在青年示范岗引进多元化评价体系，即由患者、第三方社会团体和医院相关职能部门等组成的多元化、多层次评测考核体系，利用多元动态数据建立大数据，实时动态监控窗口服务质量的指标数据，依据监测得到的数据，作为指导各阶段管理工作的重心，从而及时高效地对窗口服务工作提供合理有效的应对方案。据《门急诊窗口社会公众满意度测评》显示，相较于未建立

"青年示范岗"前的公众满意度。"很满意"及"满意"由先前的 64.7% 提升至 83.7%，而"不满意"也由先前的 10.18% 锐减到 1.01%。对介于"满意"与"不满意"之间有待改进的 15.29%，则通过大数据的统计分析，提出具体的改进实施方案，经医院有关部门的通力协调，统筹分配给相关科室（具体细分项目的满意度比较见表 5-5）。

由此，在以青年示范岗为先导，总结提炼窗口服务的共通性和建设性管理方式方法，通过大胆创新、小心求证的多科室联合试点进行可行性探究，进而推广至全院窗口科室，逐步推进服务窗口改革，最终全面的提高医院窗口服务的品质。三年来，青年收费示范窗口的创建取得了一定成果，但也存在着一些不足之处，主要反映在有些青年员工的业务技能提升慢，对政策的认知和岗位经验尚不足，与患者沟通缺乏一定的技巧，群体也缺少有效的压力疏导途径。在服务绩效考评，分配激励机制方面尚待不断改进。

表 5-5　创建青年示范岗前后满意度测评情况比较

评价内容	实施前					实施后					进步率（%）
	满意	不满意	待改进	满意度（%）	投诉率（%）	满意	不满意	待改进	满意度（%）	投诉率（%）	
窗口布局、合理整洁	36	4	10	72	8	48	1	1	96	2	33.33
卫生良好、没有死角	33	8	9	66	16	43	2	5	86	4	30.30
标识完整、清晰明了	20	15	15	40	30	45	2	3	90	4	125
候诊环境、秩序良好	34	9	7	68	18	42	3	5	84	6	23.53
着装统一、干净整洁	48	0	2	76	0	50	0	0	100	0	31.58
言行举止、得体大方	34	5	11	68	10	43	1	6	86	2	26.47
挂牌服务、持证上岗	46	1	3	92	2	50	0	0	100	0	8.69
态度和蔼、耐心仔细	35	7	8	70	14	46	1	3	92	2	31.43
处方有误、及时协调	32	12	6	64	24	41	3	6	82	6	28.12
准时上岗、无离岗早退	40	3	7	80	6	48	0	2	96	0	20.00
突发问题、应急解释	37	7	6	74	14	47	0	3	94	0	27.02
重视投诉、及时处理	30	10	10	60	20	43	2	5	86	4	43.33
业务熟练、首问负责	42	4	4	84	8	49	0	1	98	0	16.66

自示范岗成立以来，由于团队中的每位成员的积极努力和无私奉献，才使示范岗取得了成绩和声誉。为进一步优化和完善青年示范岗建设，医院引进推行 QCC（品管圈）管理模式。就是由相同、相近或互补之工作场所的人们自动自发组成数人一圈的质量改善小团体（又称 QC 小组，一般 5~8 人左右），全体合作，集思广益，按照一定的活动程序，活用品管圈手法（QC 新旧七大手法），来讨论、发现并解决工作现场、管理、文化等方面发生的问题及课题，从而改善品质、提升效率、降低作业成本，使一线重地成为品质管制的核心。品管圈可以提高工作士气，提高员工知识与技能水平。培养积极的工作态度，培养干部统御人才能力。提升医院形象，节省医院管理成本，提高病人满意度。

医院推广品管圈活动建立自下而上的质量改善模式，使一线员工成为活动主体，打破以往自上而下行政命令的改善模式，形成医院质量文化。财务收费将实行小班化分组管理，将原有 26 名员工分成 4 个组，每组由 6~7 人组成老、中、青三个年龄层合理配比的小团队，实行自主化管理。团队内部成员在做好本职工作的同时，相互协作各自发挥长处，培养团队以共同进步为荣的团队精神，激发团队的主动性、创造性和协作性，不断提高员工的业务知识和技能水平，进而有效地促进收费窗口整体服务质量的全面提升。

青年示范岗作为一个团体，齐头并进共创荣誉之时，也应重视并鼓励个人价值的发挥。如何真实客观地体现出个人价值，实现个人价值的升华是保持整个团队能够持续高效健康成长的营养剂。因此从微观角度来看，星级管理模式的引入能够很好地反映出团队中每个成员所作出的实际贡献，从而让团队中的每位成员都能时刻清晰明了地感受到自己所付出的努力。如此，成员不仅可以量化的进行自我定位，也可以横向的通过与其他成员间的相互比较来自我提高。而从宏观的角度出发，全面的完成示范窗口的建设是个系统而又长期的目标，星级管理模式的引进还能有效地将这个长期性的远期目标合理的分割成多个阶段性的目标。管理者通过逐个的完成这些阶段性的目标，不仅能够明确掌握这项庞大工程的实时进度，还能合理有效的分配各种资源。

不断修订规范岗位职责和工作目标，经过团队深入讨论。制定切实可行工作细则，使窗口工作量化，做到有章可循、有法可依。同时，在小组、团队之间进行横向、纵向的数据比较分析，开展定期和不定期的小组、团队评比活动，营造"比、学、赶、帮、超"竞争氛围，鼓励先进，帮助后进。同时也及时掌握窗口建设的进度，发现问题，解决问题。坚持推行品管圈建设，有利于提高员工的士气，调动员工的积极性，增长员工的知识技能，提升服务品质，提高病人的满意度。

品管圈管理模式，将使青年示范岗差异化的特色服务不断完善。青年示范岗建立之初，侧重在对成员基本职业技能和基础服务的训练培养上，有效地改进服务态度，极大地提高了员工的专业水平，为青年示范岗的品牌奠定了基础。但随着医院重心由"创三"向"建设新型城镇化三级医院"的目标转移，如何更好地提升青年示范窗口的服务品质，把青年收费示范岗的优质品牌做大做强，青年示范岗课题组针对现状，又提出创建一些特色的窗口便民服务。

通过第一阶段的工作，示范岗的整体服务水平已经达到了一个喜人的高度，相较于成立示范岗以前良莠不齐的窘状，目前夯实的团队基础是我们进行第二阶段探索的保障和基石。在此大胆的提议有条件的试点一些特色的窗口便民服务：

1. 多语种零障碍沟通服务

开展多语种零障碍沟通服务。依托青年示范岗员工年轻及文化教育水平普遍较高的特点，有针对性地培训一批具有口语交流能力的收费员。崇明古称"东海瀛洲"，国内第三大岛，是国际大都市上海的后花园，拥有得天独厚的自然生态旅游资源，又兼具北接苏皖，南达沪浙，西通长江内河，东出大洋外海的特殊地理条件，随着多年成功举办全国和国际性环岛自行车赛，越来越多的国内外运动员、友人踏足"东海瀛洲"。作为全岛第一家三级综合性医院不仅担负着全岛七十余万百姓的健康福祉，也守护着每一位"瀛洲贵客"的身体健康，因此良好的窗口形象不仅仅有着一隅之效，也有着深远的国际影响。所以开展多语种零障碍沟通服务势在必行，也更有利于打造良好的青年示范岗形象。

2. 专业详细的咨询服务

开展专业详细的咨询服务。随着国家加大对基础医疗的投入，使民众享有的医疗保障越来越全面，面对各种不同类型的医疗保险的报销方式和流程，群众渴望得到专业而又详细的解答。作为医疗保险流程中的一环，也是被保障人员最直接能接触到的一环，医院收费窗口的工作人员对于各种医疗保险的赔付方式方法及流程，应更为熟知且专业。为此青年示范岗必须详细又负责的解答患者及家属提问有关医保方面的各种问题，这样不仅方便群众就医以及就医后续事项的进行，也体现了青年示范岗专业水准的提升，减少因医患之间信息不对称所产生的矛盾和纠纷。

财务科素来注重基层员工潜能的发挥性，充分利用品管圈管理精髓，营造团队协作平台与共进氛围，将提升财务管理新思路贯穿于医院财务部门的各岗位、各流程、各作业，从而达到提升医院财务整体管理水平的良好效果。青年收费示范窗口的建立，取得预期的成效，新近荣获上海市"青年文明号"的称誉。品管圈在应对三级医院管理的新形势下，所具有的实际应用价值和参考价值，在保持已有经验和模式的前提下，能够使之成为未来医院管理中的新思路、新常态。展望未来，随着医院医疗服务的不断拓展，科学合理规划青年示范岗短、中、长期目标，显得尤为重要，提升青年示范岗服务水平，仍将是长期的任务，坚持流程管理、品质管理、精细化管理，注重细节服务，是推行窗口建设的重中之重，达到全面调动发挥员工的工作积极性、创造性，最终为医院建设和发展营造更好的条件。

（沈　虹　郭　靖　闻　毅　李敏强）

第四节　县级公立医院推行"标化工作量"
内部绩效考核模式的实践和体会

20 世纪 80 年代，国内公立医院广泛运用企业成本核算模式进行医院财务管理，并进行绩效分配，随之带来医院补偿机制不到位，运营困难；成本浪费现象严重；"看病难"的问题比较突出等问题。此后，为缓解上述问题，收支结余绩效管理模式应运而生，但仍旧出现以医院缺乏公益性，绩效奖金过分依赖收费价格，导致分配不公平等弊端，不能完全体现按劳分配的原则。

随着医疗卫生体制改革的不断深入以及县级公立医院改革方案的出台，破除医疗药品收入直接挂钩，改革县级医院补偿机制，促进医院坚持公益性，提高服务效率，改善服务绩效，是当前亟待解决的问题。2013 年，上海市开始试点医疗机构薪酬分配体系"标化工作量"改革，并与 2014 年年底在全市二级及以下公立医疗机构全面推行。崇明县于 2014 年年初制定了《关于完善崇明县公立医院政府投入机制的实施办法》以推行上海市"标化工作量"改革工作，作为上海市县级公立医院改革重点单位，新华医院崇明分院立足"转方式、调结构"，以更加注重内涵质量，不断提升医疗服务和医学科技创新能力为方向，紧跟改革步伐，进行内部绩效改革工作。

医院的"标化工作量"薪酬分配制度改革，是根据崇明县卫生计生委发布的《关于完善崇明县公立医院政府投入机制的实施办法》的文件精神，即以推进公立医院内部运行机制改革为目标，促进公益性发展为宗旨，结合我院发展战略目标，构建符合县级公立医院持续发展的医院内部绩效薪酬分配体系。其基本原则为：①保持医院内部收入分配与社会经济发展和我院医疗技术发展水平同步。严格执行工资总额预算管理规定，合理控制人员经费支出。②调整和完善原有收入分配方式。严禁将科室收支结余直接作为收入分配基数。根据岗位特点，体现生产要素、技术要素、管理要素、责任要素等。③坚持收入分配以"标化工作量"绩效为基础、以医教研综合考核为依据，坚持多劳多得、优绩优酬，提高临床一线医务人员待遇，向关键岗位、业务骨干和业绩突出员工倾斜。④注重公平与效率。⑤探索深化人事制度改革。

一、总体思路与框架

①细化考核，优化方案。取消原分配方案中收支结余分配因素，建立围绕患者满意度、岗位工作量、服务质量、病种难易度、临床科研产出和教学质量、成本控制和医药费用控制、医德医风等为核心内容的内部绩效考核机制，进一步提高绩效管理的精细化程度。②规范行为，加强考核。严格规范医疗行为，加强考核监督；严格控制不合理成本增长，加强核查监控。③调整两头，缩小差距。重点分析高收入科室与人群收入结构，调整发展中出现的不利因素；重点分析低收入科室与人群倾斜政策，制定公益性人性化分配方案。

二、调整措施

（一）临床医技科室绩效奖金分配调整

根据科室业务性质，临床医技科室绩效奖金分配按照临床及医技科室分开核算。对于临床科室，各工作量标化值参照医院总体工作量发展情况及科室业务能力，建立以门诊工作量作为基础工作量，住院床日数、急诊数和手术数（分大、中、小）与门诊数建立一定的科学系比，同时对各科室自身开展的各类治疗诊疗工作进行量化，形成医院的全部量化工作量。各项指标如下：门诊 1、急诊 2、住院床日数 6、大手术 200、中手术 100、小手术 50，治疗诊疗 1。总标化工作量为各项目系数的总和，即总标化工作量=门诊人次×1+急诊人次×2+住院床日×6+大手术×200+中手术×100+小手术×50+治疗诊疗×1，为体现临床科室危重病人工作量奖，医院另设定 ICU/SICU 标化工作量奖，系数为 12，每个标化工作量值为 4 元。临床科室每月绩效奖金 = 总标化工作量奖 × 岗位技术风险系数 × 成本控制系数 × 月度综合质量考核分 ± 专项奖惩。

医技科室工作量参照临床科室标化工作量将检验检查项目根据收费金额、难易程度、成本等情况将业务项目划分标化值。每个标化工作量值同样为 4 元。医技科室每月绩效奖金 = 标化工作量奖 × 岗位技术风险系数 × 成本控制系数 × 月度综合质量考核分 ± 专项奖惩。

（二）完善绩效综合考核，细化考核流程，加大考核力度

科室绩效奖金核算在考核标化工作量基础上，结合岗位技术风险、成本控制、医教研等考核系数加以修正，完善综合考核。

1. 岗位风险系数的确定依据岗位性质、岗位专技要求、职务职称、工作强度、不确定性等指标评估制定。

2. 成本控制系数 = 1−（当月实际成本控制率−年度成本控制率目标）

医院成本控制是按照既定的成本目标，对成本形成过程的一切耗费，进行严格的计算、调节和监督，及时揭示偏差，使成本被控制在目标范围之内，保证成本目标的实现。县级公立医院改革中要求医院加强成本管理，提高医院成本控制意识，从根本上解决患者医药费居高不下的问题。因此，无论是临床科室还是医技科室，绩效奖金中均增加成本控制系数考核，该考核指标设定依据为近两年科室成本率及医院总体成本控制情况设定。

3. 在月度综合质量考核分的管理上，医院引入平衡计分卡、关键指标考核等综合考核模式，根据县级公立医院改革要求、三级医院评审要点及医保最新政策等对各临床医技科室进行四维度综合能力考核，内容包括：医疗质量、医疗安全、规范诊疗、合理用药、合理控费、成本控制、患者满意度、科教研发展等。根据每月考核结果计算月度综合质量考核分，并与奖金直接钩挂。此外，为保证核算工作的公平公正，对业务工作量人次异常增长情况，及时核查，取消相应奖励措施，同时增加扣罚，如无指征入住病区等不合理增加出院人次、住院床日等行为。

（三）成立专项绩效考核小组，注重绩效改革双向沟通

为保证"标化工作量"薪酬改革工作的顺利开展，医院成立绩效改革工作小组，成员包括绩效管理办公室、医务科、党政办、护理部、院感科、接待办、人事科、科教科、医保办、文明办等主要考核科室，定期召开工作推进会议，设定工作具体方案，同时召集各临床医技科主任，组织双向沟通会议，讨论修改工作方案，以确保改革工作的执行力。

其次，临床医技科室层面，各科室成立绩效考核小组，制定与医院考核方案相配套的科室内部绩效考核方案，考核应突出服务能力的要求、正确处理好效率和公平的关系，且以公平为重，以达到考核奖勤罚懒、奖优罚劣、分配梯度适宜、员工凝聚和谐的目标。

（四）加强信息化建设，注重管理权威性

为保证日常考核的权威数据支持，医院投入巨资建立了药物使用动态监测系统、病案管理系统、临床路径单病种管理系统、设备管理系统、办公自动化系统、完善 HIS 系统，成本核算系统、人事管理系统等，同时，标准化各项上报流程、改善患者就医流程等，以上具体管理措施的建立，均为绩效考核的科学落实提供保障，以质量为生命，以管理促发展。

三、实施成效

见表 5-6。

表 5-6　各核算单元 2014 年与 2013 年周期比较绩效奖金 1.0 系数增长幅度

核算单元	绩效奖金 1.0 系数增长幅度（%）
临床医生	13.6
临床护士	10.6
医技科室	8.0

医院绩效奖金分配中，2014年临床医生和临床护士等核算单元同比2013年增幅较大，主要原因是进行"标化工作量"薪酬改革后，纠正了原分配制度中过分依赖收支结余分配模式的影响，有力体现了工作量、工作指标、岗位因素等方面的考核，更好地体现了公平、公正原则。

（一）绩效考核模式更符合县级公立医院改革要求

分配模式完全与收入脱钩，分配体现了工作量、工作质量、难易度、技术含量，充分调动职工工作积极性，调整了因医疗收费价格问题影响绩效收入而带来的分配不公平。门急诊人次、出院人次及手术人次2014年同比各增长7%、10%、6%，医疗收入增长18%。

（二）加大了医疗工作量和质量内涵的考核指标

引入平衡计分卡和关键指标考核，保证了"标化工作量"及"双控双降"工作的顺利进行，规范医疗行为，促进医院公益性发展。

（三）收入比例得到一定优化，遏制药品及材料费的过快增长

绩效奖金分配摒除药品收入、材料收入促进医院优化收入结构。2014年在医疗收入占比中，药品及卫生材料得到一定下降，检查、治疗和手术费用占比分别得到了提高。

医院进行"标化工作量"薪酬体系改革工作的开展，得到了全院职工的认可和支持，只有不断改革与进步才能促进医院良性发展，才能取到良好的社会和经济效益。

（李敏强　颜　霏　施秀红　徐伟平）

第五节　县级公立医院经济合同审计管理方式的探索

一、经济合同审计工作

经济合同审计是医院审计管理的一项重要内容，也是内部审计从事前、事中、事后全程监控的理念。随着医院的内涵建设的发展，各类经济活动的不断增加，把医院管理中的经济合同审计运用到医院管理中来，以提高医院管理和效益水平，发挥内部审计监督、评价、服务职能，真正体现内部审计重要性。

经济合同审计对于促进医院经济活动的开展，规范政府采购和院内采购的经济行为，降低耗材成本费用，节能减排，提高医院经济效益，以及防止不必要的经济损失和法律纠纷，都起着重要作用。

二、医院经济合同审计的内容

（一）对合同对方的审计

医院要审查合同对方的产品的注册证、法人证书、营业执照和税务登记证是否正确、过期，检查合同对方是否有可行性论证报告；审计对方企业的营业执照、资质证明等复印件是否真实有效，核实与合同性质、内容相适应的有关许可证、批文、授权书等；待签合同文本（含补充协议、来往信函、电报、电传、洽谈记录等）；对方签约人、经办人若不是法定代表人，须提供法定代表人签署的授权证明书；如有第三者担保，应附有第三者法人证书、担保书或担保合同（协议）；确保这些内容准确完整的在合同中记载。

（二）对标的数量质量审计

审计合同对象原则（标的）为招投标后中标单位；万元以上设备、物资采购经济合同及万元以上大修改造项目经济合同。合同标的是否符合《中华人民共和国审计法》《中华人民共和国合同法》；仔细检查标的名称是否与招投标确定的名称清晰正确；确定合同标的使用了国家和国际规定的计量单位。

（三）对合同金额的审计

审计人员对合同金额的审计内容包括：合同中是否对价款与报酬进行明确规定；若是政府采购合同标的由政府招投标进行定价，医院需要比对是否符合政府采购的价格；若合同价款由当事人约定，医院需要查看医院内部招投标记录是否一致进行确认。

（四）对合同履行情况的审计

审计人员要对合同规定的履行情况进行审计，包括对按合同价款的比例付款的情况是否规定等；对合同履行地点的审计内容包括标的物验收地点是否明确约定、明确标的物所有权等。对合同履行方式的审计内容包括审查合同中是否写明交货方式、验收时间及方式、付款方式等。

（五）对合同违约责任的审计

所谓违约责任就是合同对方无法履行合同规定的义务所必须承担的责任。但不可抗力的除外，任何一方不对由于超出其在商业合理控制范围的原因造成履行合同的延误或未履行负有责任。此种延误包括不限于战争、火灾、地震、洪水或其他自然灾害、政治立法、行动、命令或规定、罢工或劳工问题，如果上述不是由于被延误方的过错或过失而引起的，任何延误原因只持续至事件处于被延误方在商业方面无法合理控制的时间内。

三、医院经济合同审计的三个阶段

做好经济合同前的审计工作，对于单位增收节支、依法保护国有资产不流失将起到至关重要的工作。近几年来，医院通过制定经济合同审计管理办法、规范审计流程、合理规避经济合同审计风险做出了不懈的努力，基本做到了对各类经济合同进行合理、有效、规范化审计，现就医院的实际情况，结合经济合同审计中三个阶段进行粗浅分析。

（一）经济合同签订前的审计

审计人员要对经济合同签订前进行反复论证，合同送审应在该项目论证结束、中标单位签署合同后，院方法人代表签约之前进行，对于合同规避经济合同审计风险起到至关重要的作用。例如有的合同个别字句的差别未曾注意，导致合同签订后给医院造成了巨大的经济损失。所以合同签订前审计必须注意以下六点：

1. 要明确经济合同的立项依据是否充分，是否按法律、法规或者医院内部的规章制度，需要通过公开招标、邀请招标、询价和单一来源采购。①公开招标：委托具有资质的招标代理公司进行公开招标。②邀请招标：由相应的物资采购工作小组负责实施，选择三家以上符合相应资质条件的供应商，向其发出投标邀请书与招标文件，公开开标，由物资采购管理委员会成员（三分之二以上）进行无记名投票，遵循公开、公平、公正、择优的原则，确定中标单位。③询价：由相应的物资采购工作小组负责实施，根据采购需求，向不少于三家的符合相应资格条件的供应商发出询价通知书让其报价，并就响应采购需求、质量、服务、报价等方面进行充分论证，初步拟定成交供应商，报院务会讨论通过。④单一来源采购（包括定点采购）。

符合下列情形之一的货物或服务，可以采用单一来源方式采购：①只能从唯一供应商处采购；②发生了不可预见的紧急情况，不能从其他供应商处采购；③必须保证原有采购项目一致性或服务配套的要求，需要继续从原供应商处添购，且添购资金总额不超过原合同采购金额的10%。相应的物资采购工作小组在充分论证的基础上，报院务会讨论通过。

2. 要明确年度预算资金来源渠道和落实情况，该项目是否有相应的财政预算；是否纳入医院的年度预算计划；资金来源是否符合预算管理的要求。大型医疗设备购置必须列入当年年度预算，由科室或部门提出书面申请，经相关部门共同论证，相关委员会讨论，主管院长批准，院务会研究同意后方可实施。

3. 审查经济合同的内容是否合法、合规、合理。要注意合同是否符合《经济合同法》《审计法》等一系列法律法规；是否违反医院相关政策规定；在多合同选择时，是否有更好的合作对象，能给医院带来更大的效益。

4. 对方法人代表提供相关资料是否齐全，如企业法人营业执照；企业法人代码证；企业执业资格证书；税务登记证；组织机构代码证；业务许可证；有关等级资质证书；设备注册证；法人代表或者代理人本人身份证等相关资料和证书证明，并进行审核。

5. 审查经济合同条款和内容是否完整、正确。审计内容包括内控制度制定、执行情况；财务收支的真实、准确、合法、合规性；任期经济目标责任完成情况；经济合同签约和执行情况；固定资产保值、增值情况；领导要求的其他审计事项。

6. 对于重大的以及大额度的经济合同，存在疑问时还应严格按医院"三重一大"政策执行，以便完善各类条款，防止经济合同漏洞的出现，避免医院不必要的经济损失和经济纠纷。

（二）经济合同执行过程中的审计

经济合同执行过程中的审计，主要是检查合同的执行情况；检查中标单位的名称和评标结果、价格、设备的型号、保修期、有无优惠条件是否一致、检查经济合同增减是否符合条件，严格来说不得超过合同总价的 10%，检查经济合同增减手续是否完备；合理维护经济合同的严肃性；审查经济合同违约责任是否按法律规定或者合同约定进行合理、合法的处理。

（三）经济合同结束时的审计

此阶段主要审计合同双方当事人是否已经按合同约定行使了各自的权力和履行了义务。经济合同完结时，工程开始竣工决算审计，施工单位须提供：招标书、论证材料、资质证书、营业执照、项目合同、预算一套、决算两套（预算员及施工单位均需盖章），并附有竣工图纸、工程核定单、隐蔽工程签证单；点工单、签证单、材料申请单，相关职能部门负责人须签字认可；有监理的工程，所有资料监理须签字盖章。审价要求送审前，相关职能部门要认真填写送审单及资料清单，并由部门领导签字认可；审价中，院内负责该工程项目管理人员须参加与工程量、材料价格、人工费等核定过程；审价后，"审计意见书"为支付工程款依据。

四、经济合同审计管理实践心得

1. 必须建立医院经济合同预算管理制度，维修改造项目经费必须进行严格的预算，由相关职能部门按施工进度、质量和合同的约定预付或支付款项。维修改造项目竣工验收后，由财务科按审价报告结算。若因不可预见的原因，超出原批准文件的修缮范围（含提高标准）或预算金额，由相关职能部门以书面报告形式说明情况，经医院预算管理委员会讨论后，重新审核批准。维修改造合同实施中必须按照合同的修缮范围，若超出原合同的修缮范围，由相关职能部门把关审核签证。决算金额若超出原合同金额10%以上（含10%）的，由相关职能部门以书面报告形式说明情况，报院务会，重新审核批准备案，并签订补充合同，进行合同审计。

2. 转变传统的审计理念，创新内部审计工作，审计由传统的查错纠弊被动监督型向防范风险和提供服务的主动预测型进行转变，将工作重点放在内部控制、管理、降低风险影响等方面，对各个阶段进行统一分析，并作出准确的评价，及时发现闭环中较弱的环节，快速反应，制定出一套合理、科学的风险防范措施。

3. 将信息技术与医院审计工作相结合，利用审计信息系统、OA系统等现代化信息技术，进行非现场审计，缩短审计周期，采取有效的措施节约资金，从而提高审计工作的效率。

4. 注意审计人才引入与培养。随着各县级医院规模的不断扩大，审计工作的类型越来越多，医院审计任务的逐年增加和审计人员专业结构之间的矛盾却逐年深化，增强审计人员配备，加强审计人才培养成了不可忽视的关键点。审计人员的匮乏直接影响医院内部审计工作的运作。专业人才的培养，新鲜血液的注入对整个医院审计工作的可持续发展，起到了至关重要的作用，是国家审计政策，审计理念创新开拓的需求表现。

经济合同审计是加强医院管理，规范经济行为的重要途径。在实施维修改造项目、设备信息物资采购中，医院必须与施工建设单位、设备信息物资供应等与业务有关单位签订廉洁协议，工作人员不得收受相关业务单位的礼金、有价证券、贵重物品、回扣等；不得在上述单位报销应由本部门和个人支付的费用；不得参加可能对公正执行公务有影响的任何形式的活动。要做好这项工作，必须要不断完善经济合同审计办法，转变传统的合同审计观念，要以"事前防范，事中控制，事后评价"为出发点，把合同审计同医院结合起来，通过合同审计规范医院的经营行为，维护医院的合法权益。运用合同审计工作平台，将内部审计触角延伸到医院的各方面、各重要环节，发现和堵塞管理中的漏洞，帮助医院规避经营风险，以充分发挥内部审计"免疫系统"的功效。

总之，对医院经济合同进行审计，可以充实完善经济合同条款及内容，避免潜在的经济纠纷，也可以落实医院内部控制制度，避免合同分析，最终达到依法维护医院的合法权益的目的，实现医院权益最大化。

（沈　婕）

第六章　浅谈县级医疗中心的设备保障与管理

在长期的医疗设备管理工作中，我院深感到医疗设备不仅是开展医疗、教学、科研的必备条件，而且是提高医疗质量的物质基础和先决条件。设备管理是医院管理工作中的一个较大的分支系统，要处理好医疗设备的常规运行，必须运用一系列科学管理技术和方法，使设备管理系统处于良好的运行状态。提高医院价值，即医院的社会效益、经济效益和技术效益是医院管理的目的。

我院在"创三"的长期实践与努力中，锐意进取，不断探索，对医疗耗材、设备的采购、维护、管理精益求精，有了一些心得体会。

第一节　浅谈医用耗材的安全管理

近年来，随着我院升级为三级乙等医院，医院的诊疗技术快速发展、开展的新项目不断增加，需要的医用耗材的种类和数量快速增加。原有的采购部门负责的粗放型管理模式早已不能满足医用发展的需要，遵循合理分工和相互制约不相容、职务分离原则和责任到人等原则来管理医用耗材是不可避免的趋势。

医疗耗材具有临床使用专业性、技术性、习惯性等特点，无论是新增的或在用的医用耗材都有一定的风险性。医用耗材同类产品多、产品更新速度快、质量参差不齐、上层监管部门多，一直以来都是设备科安全管理的难点，因此如何控制医用耗材安全管理、降低医疗安全风险成了设备科的重点工作之一。2011 年实行医保代码后，在新政策与环境下，医院必须改革原有的流程和安全管理，在不断实践的改进中，选择最佳的方案和最适当的流程，不断完善现有制度。

一、建立完善有效的准入制度

鉴于医用耗材的特殊性和重要性，新增耗材需由多部门协同审核、领导审批、论证讨论后方可入院。尊重临床意见的同时，做到有据可依、有理可查。

1. 开展新项目、新技术时，相关临床科室根据临床业务需要填写《新增耗材审批表》，包括使用理由、使用范围、名称、规格、收费价格、品牌、厂家、医保代码等基本信息。

2. 各职能科室根据各自分工进行审核，如设备科审核供应商资质、财务科审核物价、医保办审核医保信息、医务科审核是否准予项目开展。对于产品未能通过审核的，不予准入，职能部门及时将结果反馈给科室并说明原因。

3. 在基本信息全部符合要求的前提下，再由院领导（医疗分管领导及设备分管领导）对新增耗材进行审批。

4. 领导审批同意后，设备科整理出同类医疗器械，通知供应商进行询价并邀请相关科室和耗材询价组（包括医疗分管领导、医务科、监审科、财务科、医保办、院感科、设备科）讨论，经过集中询价讨论后确定是否准予入院和采购价。如护理条线使用的敷料就由护理部参与集中讨论，了解实际工作需要，进行同类比价，避免各科室"各自为政"，不同科室使用不同品牌。如果经过询价仍不能达到预期价格的，再对此类产品进行公开招标。此举可有效防止因个别腐败问题而导致的耗材成本增高，从而堵住漏洞，规范新增耗材准入程序。2014年我院对新增耗材询价谈判和招标竞争以来，在收费价不变的基础上，一次性使用医用耗材采购价大幅降低，降幅1%~5%，降低了医院成本支出。

二、明确有效精简的采购制度

1. 在实际工作中，因为急诊抢救病患或特殊临床需要，一些新增耗材"特事特办"，需要临时启动采购程序。对于手术当天无法完成手续的，我院要求供应商签署《紧急采购医疗耗材瑕疵担保协议》，明确出现以下三种情况的供应商不得向医院要求支付该批耗材的费用，仅作为免费处理，如造成患者损害或被政府处罚的，医院有权进一步追究。

（1）该产品违反法律规定，如在资质、证照、说明书、技术特征原产地等问题上有隐蔽瑕疵而未充分告知院方的。

（2）该产品在后续的审批中，因医保、物价部门发现违规问题而未予以审批通过的。

（3）该产品在审批过程中因患者出院、死亡或纠纷等各种原因而无法收取费用的。

担保协议由科室提出，经医务科、设备科、院领导审批通过后，设备科才能采购。紧急使用的医用耗材如需再次使用，也必须按照正常准入流程进行审批。

2. 优先采购政府招标采购目录中的产品

鉴于医用耗材同类产品众多、规格繁杂，在采购过程中我院优先采购政府招标目录中的品牌，目前可以参考的有《2008年度卫生部全国高值医用耗材集中采购成交候选品种目录》，集中采购的品目涉及心脏（冠状动脉）介入类、周围（外周、神经）血管介入类、心脏起搏器和电生理类四类医用耗材。

3. 医用耗材院内统一招标采购

医用耗材统一招标采购可有效避免供应商与临床科室直接接触，讲人情、收回扣等暗箱操作的不正之风，有利于促进医疗行业的行风建设。

医用耗材由于价值高、规格多、更新换代快，有的甚至已经停止生产，故每隔两年对在用的医用耗材进行重新院内招标，淘汰临床上不用的产品，部分产品停用或代用，并把结果通知临床使用科室和院领导，协调解决工作中遇到的问题，真正做到公开透明、科学规范管理。

招标入院的新增耗材经《院内招标后新增耗材》审核医保、物价无误后方可使用。

三、有效周全的维护、管理、监督、上报制度

（一）建立档案目录，维护动态数据库

不同于设备档案，医用耗材的证件档案是不断更新，需要定期维护的。对于在院使用的医用耗材，分门别类，整理归档，并定期对产品的相关资料进行更新，如三证有效期，并及时通知供应商，有效地保障了产品质量安全，减少医患纠纷的隐患。

严格遵守国家有关规定，按照《医疗器械监督管理条例》规范管理"三证"，部分证件的真实性可通过国家或地方食品药品监督管理局验证，所有资料均需盖上供应商红章以证明资质文件的来源。

（二）植入物追溯系统保证医疗耗材的质量安全

我院自 2009 年引入上海红会信息科技有限公司编写的医疗器械实时监管医院系统，供应商提供的数据通过红会平台供货给医院，由医院审核后下载，术后手术室工作人员扫描条码生成产品信息并打印植入物登记表。登记表详细列明了使用部门、患者姓名、手术时间、主刀医生、产品规格、数量、批号、生产日期等，设备科每月定期上传手术数据至红会官方平台。通过植入物实时监管系统，上可追溯到生产厂家，下可追溯到患者个体，避免不合格和不合法耗材的使用，保障医院和患者的根本利益。

植入物登记表一式两份，一份保存在病史中，另一份随发票和申请单一起保存，既可以确保植入物可追溯性，又便于与供应商之间的账目核对，做到账账相符。

（三）医用耗材不良事件报告制度

临床使用过程中发现医疗耗材不良事件的及时上报给设备科并填写《医疗器械不良事件报告表》，设备科立即通知该产品相

关科室停止使用，供应商及厂家到现场调查问题，经调查确认发生不良事件的报告医务科和分管院长。

2014年7月，临补室反应产品规格20cc生产批号20140606的一次性使用无菌注射器推杆部位有焦点，设备科立即通知科室停止使用该产品并用其他品牌代替使用。在与供应商一起调查后了解到是由于生产过程中温度过高造成原材料产生焦点，质量检验部门监测不利造成的。供货商签署承诺书表明该产品是经过灭菌处理的，焦点不会影响使用质量，但依旧还是会加强监督。设备科和使用科室讨论后决定暂时停用。

（四）加强医用耗材使用培训

完整的医用耗材安全管理涉及生产企业、供应商、医院采购人员、库房管理人员、操作人员，调查发现不少医用耗材不良事件是由使用不当引起的，尤其是新技术材料的运用，所有新增耗材使用前要对临床操作人员进行操作技能的培训，待其掌握操作和注意事项后，予以考核，考核合格后，再运用于临床，这样可以大大降低对患者带来的伤害，减少医患纠纷。

（五）医用耗材供应使用评价制度

每年定期对医用产品进行评价，内容包括产品质量、售后服务、诚信等级、响应时间、是否定期回访等。综合评价为差或连续两年为中的约谈供应商，可替代的产品用其他同类品牌代替。

如发生以次充好、缺斤少两，伪造资质证明文件的，直接加入医疗器械黑名单，立刻终止合作关系。

医用耗材的安全管理是医院、临床、患者共同关注的焦点，稍有不慎就会对患者带来严重伤害、对医院带来不良影响。把好新增耗材的关、定期对医用耗材进行评价、植入物全程追溯，确保医疗耗材安全、有效地使用，为临床科室解决后顾之忧。

（蔡芸芸　茅春宇　徐伟平）

第二节　医疗设备维修管理中的维修成本控制

随着医疗事业不断发展进步，医疗技术不断更新以及医院新项目的开展，同时国内外医疗器械的不断创新，医院内各科室的常用设备以及专用设备的种类、数量也不断增多。设备故障后维修支出也随之增加。我院（新华医院崇明分院，以下简称"我院"）自 2009 年开始"创三级医院"以来，为了满足三级医院建设需要，新增了大量医疗设备，面对设备故障维修后几百、几千甚至上万元维修费用，作为医院的设备维修管理人员，通过合理的维修管理来达到减少维修成本支出的目的，不仅符合工作职责，更对保障医院的可持续发展起到重要作用。

一、维修支出的组成和分布

医疗设备维修支出主要由保修费、维修配件费、外请维修人工费组成。由于设备种类繁多，不同品牌、不同价值的设备原发性故障率也有较大差异。

维修支出主要分布：①放射科、超声科、内镜室等设备的保修费用；②设备配件老化及损坏更换设备配件费用；③绝大多数未购买保修设备故障后外请维修人工费用；④千元内诊疗辅助设备，如血压计、流量表、负压等，由于该类设备总数量大，所以每年的维修费用也不容小觑。

二、医疗设备故障原因的分析

第一，由于操作不当造成医疗设备故障。操作人员未按照流程进行开机、关机，如微量推注泵导致保险丝烧断，AB 超工作站软件打不开，DR 硬盘数据丢失等。

第二，设备由于缺乏保养或错误的消毒造成故障。根据设备日常保养要求，操作人员未执行或维护人员长期不执行设备的保养，比如呼吸机空压机上的过滤网不清洗造成压缩泵损坏。原本要求浸泡消毒的硬质腔镜被高温高压消毒导致内部光路损毁。

第三，设备使用环境达不到设备工作要求造成故障。由于环境湿度较高，胃肠机控制台内主板发霉短路。冬天机房内温度过低，导致 DR 机器成像板成像不清。

第四，设备内元器件老化的故障。如使用多年的中央监护系统床旁分机由于内部元器件老化屏幕显示 180 度上下反转，直线加速器控制主机内电源老化无法开机，老手术室内吊塔内氧气软管老化破裂造成漏气等。

第五，其他故障。一些设备缺陷问题发生的故障。

我们在此过程中，从以下几个方面进行探索，降低了设备维修管理带来的成本。

1. 加强运营管理，减少设备故障发生

（1）严格按照设备操作手册及说明书使用设备。制订设备使用操作规程，详细制订操作流程，操作者必须严格执行。

（2）做好日常保养。针对不同的设备根据厂家日常维护要求制订日常维护内容，常见的日常保养，如设备表面清洁，使用后的消毒等。

（3）确保设备运行环境符合要求。针对一些设备对运行环境有严格要求，比如湿度、温度、光线、灰尘等。针对温湿度可以通过在场地内安装温湿度计监测环境中的温湿度，并加装除湿机和空调，以确保黄梅天、阴雨天及季节变换后所处环境内温湿度要求。需要暗环境的需放入暗室。通过穿一次性鞋套，一次性帽子等避免灰尘进入。

（4）定期对设备进行巡检及周期性预防维护。组织设备科工程师对各自分管的设备进行定期巡检，及时发现设备中可能存在的问题，防止故障扩大造成维修损失。联合一些厂家维修方对设备进行周期性维护，做好机器内部除尘、功能测试、安全性检测等。

2. 持续医疗设备使用培训

医疗设备的使用培训需持续进行。新装医疗设备后，厂家对使用人员进行设备性能介绍和操作培训，待考核合格后方可单独操作，同时在实际使用过程中，操作人员依然会对设备的某些操作不熟悉，所以有计划地组织专业人员对操作者进行再培训，对操作者遇到的问题进行解答，增进操作者对设备的了解。通过再培训，可以对现阶段发现的由于不良操作导致的设备故障进行宣教，从而避免同类事件的发生。

3. 积极开展预防性维护

定期或不定期进行维护和保养，发现和排除影响医疗设备及人员的不安全因素，减少设备故障率，降低维修成本。我院内工程师根据设备维护手册要求，对设备外观、漏电流、保护开关等进行检测，联合厂家工程师对设备进行开机清洁。发现潜在问题，及时处理，防止故障扩大造成设备停机。

4. 定期组织业务维修学习

如果说预防故障是隐性的维修成本控制，那么自主维修比率的增加就是显性维修成本控制。为了提高自主维修的比率，院内的工程师必须与时俱进不断钻研学习新技术，掌握新设备的检修与维修。如派维修工程师前往厂家进行学习，参加医学工程协会举办的设备维修学习班等。通过业务学习，扩展业务范围，逐步提高自主维修比率，改善外修中的小故障大收费的情况。

对医院来讲，加强维修工程师的技术培训是解决医疗仪器设备维修难、维修费用持续增长的有效方式。外请维修面临的问题主要有：

（1）响应慢。由于维修厂家都在市区，报修后厂家派工程师到现场一般需要 2～3 小时，遇到响应和售后服务差的需要隔天，甚至一直拖延。

（2）服务费高。有些维修厂家上门维修需要收上门服务费，由于我院地处郊县，增加了不少维修成本支出。

（3）维修配件价格高。由于许多设备的配件在市场上买不到，故各医院不得不承担高额配件费。

由于购买保修一般考虑到设备的使用率和单次维修成本，所以相对于减少维修支出，减少维修配件费用和通过询价降低外请维修费用具有更强的可行性。

经过对操作者的培训及规范化的操作规程，很大程度上避免了由于不当操作造成的类似故障的发生。预防性维护计划的实施，从管理角度又减少了一部分潜在故障的发生。开展外修询价，打破传统的厂家垄断维修及垄断后高额的维修费用。鼓励维修人员自主维修的尝试与技术专研，从原有的小设备维修及国产常规设备维修逐步转向进口心电监护、呼吸机、高频电刀等设备的维修，不断的突破维修领域，为医院节省不少维修支出。

（徐　玮　张　华　茅春宇　徐伟平）

第三节　浅谈医疗设备采购规范化管理

随着县级公立医院改革试点的积极推进，医疗设备不仅在开展医疗、教学、科研工作的起到重要作用，也是县级公立医院改革及医院现代化程度的一个重要标志，同是医院持续发展的重要保证。医疗设备采购已成为医院重要的经济活动之一，也是县级公立医院改革之中所重点提及的。设备采购是否规范合理直接影响到医院医疗设备资源的运用和成本的投入，如何规范设备采购管理，积极探索能够有效保障设备的供应及时、质量可靠、价格合理的采购供应办法，提高医疗设备的使用率，避免盲目采购造成的资源闲置或浪费，对促进医院的经济效益和社会效益及县级公立医院改革试点有着重要的意义。

在我院积极创建三级医院之初，一些医疗设备采购上的问题矛盾凸现：

首先，部分设备论证不严密。目前医疗设备品种繁多，厂家间竞争激烈，在设备正式进入医院前，厂家为了占领医院市场，经常会直接到临床科室给予免费试用设备并赠送耗材，并夸大自己产品的性能，使临床科室根据试用设备的品牌提出申请。在这种情况下，临床使用科室缺乏足够的横向比较，论证不严密，有一定的倾向性，片面听信厂商，容易购置到价高质低的设备。

其次，部分设备存在规避公开招标。根据相关医疗设备采购制度规定，达到一定金额的设备必须进行公开招标采购。而在实际操作过程中，部分医院在没有做好设备采购计划的情况下，以临床急需、时间紧迫等原因，将设备化整为零或以其他方式规避招标，自行采购。这样可能造成采购信息不公开而无法形成有效竞争，采购部门和使用科室主导采购结果等情况。

新华医院崇明分院是一所距离市区最远，位于长江口崇明岛上最大的医疗中心，是海岛最大的综合性医院，医院肩负着岛上85万人民的医疗保健服务重任。医院覆盖了33个临床科室，每年都会采购大量的医疗设备，如何根据临床需求和财务预算，科学地安排各个科室的设备采购，规范化管理采购医疗设备是设备管理部门重要的职能。根据实际情况我院具体实施如下：

1. 采购前准备

（1）申请。各业务科室根据临床、科研、教学工作需要，每年8月底前上报设备购置计划，万元以上5万元以下填写设备购置申请表，5万元以上设备需增加认证表，由设备科汇总后，交医疗设备管理委员会讨论，形成年度计划，由院领导及卫生局批准后执行。

（2）论证。为了确保有限的资金尽快地转化为医疗设备的配置，做到物尽其美，充分发挥设备效益以及购置的医疗设备安全、可靠，医院设备管理委员会在生成设备购置计划前，组织临床专家、工程技术人员和其他相关人员进行论证，以便为决策提供科学依据。针对预算金额对于5万元以下的设备主要针对以下几个方面做分析：①申请理由；②安放地点及环境条件；③操作人员技术力量；④经济效益。5万元以上的设备除了以上论证外还要以下几个方面做分析：①科室内是否有同类设备，同类设备的利用情况、使用率、完好率；②申购的仪器设备在本单位医疗、教学、科研工作中的作用；③配套条件；④使用科室人员配备、培训情况，能否保证该仪器设备正常运行；⑤维修技术力量的保证或维修途径；⑥资金来源等。

（3）审批。申请表提交后由设备科、财务科、监审科等职能部门审批后，经医疗器械管理委员会和院务会讨论通过，上报县卫生计生委、财政局批准后严格执行。

购置大型（甲、乙类）医疗设备，必须先编写可行性报告及大型医疗设备购置申请表，报市卫生局批准后执行。

2. 确定采购方式

根据年度批复的预算项目，设备科负责网上填写医疗器械设备采购需求表，经县卫生计生委、财政局、采购办审核后由县政府采购中心纳入集中采购。

采购预算单价或批量总价在人民币 1000 万元（含 1000 万元）以上的政府采购项目，在县采购中心指导下由医院负责委托取得甲级资格的政府采购代理机构进行公开招标采购。

采购预算单价或批量总价在人民币 100 万元（含 100 万元）以上、1000 万元以下的，在县采购中心指导下由医院负责委托取得乙级资格及以上的政府采购代理机构进行公开招标采购。

采购预算单价或批量总价在人民币 100 万元（含 100 万元）以上的，且纳入机电产品国际招标范围，实行国际招标采购。（由县采购中心负责）

采购预算单价金额在 20 万元以上、100 万元以下的，由县政府采购中心负责采用询价方式采购，即公开发布采购信息，通过专家评审确定供应商。

采购预算单金额在 20 万元以下的，由医院设备科负责召集医院招标小组实行集中询价采购。

3. 组织招标采购

设备购置应严格遵照《中华人民共和国政府采购法》依法采购。根据不同预算由采购办确定采用集中采购或分散采购。

集中采购：由于政府采购过程要充分地体现公平、公正、公开的原则，政府采购工作的法定化、程序化，为避免供应商在参加采购活动中因不必要的失误而丧失竞争机会，同时也为减少采购项目整体废标现象的发生，节约各方的采购成本，医院通过网络向社会公开发布采购公告。采购公告上网公示确定领取标书时间、供应商报名所需的资料及开标时间地点。在供应商领取标书时对其有限证件（包括三证等）进行审核。开标完成后由采购中心从数据库中随机抽取评标专家，确保评标工作的公正。进入评标程序后，遵守评标纪律，所有评标人员以客观的态度对待每一个参与竞争的产品，绝不能以个人好恶，带入私人感情。由于使用习惯或其他主客观因素，同样指标的产品在不同的专家眼里可能会出现完全不同的评价，这一点在评标时要引起注意，不可人云亦云或独断专行，造成采购失误。当然，评标中不能以绝对价格因素进行评定，应综合产品的技术质量、品牌、服务等方面的因素，避免优汰劣胜。最后以少数服从多数，民主集中制为原则，评出最佳方案，供采购方选择。

分散采购：由医院自行招标采购或委托代理公司采购。院内招标由设备科经市场了解设备的性能、价格、售后服务等产品情况，制作标书，经院内招标小组询价后选中中标公司。委托代理公司采购的由代理公司依照政府集中采购方式进行招标、评标。

4. 中标后制订合同

无论是集中采购还是委托代理公司分散采购，确定中标供应商后，进行 7 个工作日的公示。设备科都会在院务会上汇报，汇报同意后，公示无异议后由医院与供应商签订有关统一的合同或协议书。

5. 安装验收使用

在设备验收方面，我们设立了专人管理，由设备管理人员、科室主任和相关操作人员、设备厂家共同参与验收过程。

购进的各种医疗设备（含科研、教学）必须严格把关，严格按照验收手续，程序进行通过。验收合格以后方可入库。不符合要求或质量有问题的应及时退货或换货索赔。一般验收程序为：外包装检查、开箱验收、数量验收、应用质量验收。

验收工作必须及时，尤其是进口设备，必须掌握合同验收与索赔期限，以免因验收不及时造成损失。医疗设备（含科研、教学）验收，应有使用科室、医疗设备管理及厂商代表共同参加，如要申请进口商检设备，由当地商检部门的商检人员参加。验收结果必须有记录并由各方共同签字。对验收情况必须详细记录并出具验收报告，严格按招标书及合同的品名、规格、型号、数量逐项验收。对所有与招标书、合同、合同发票不符的情况，应做记录，以便及时与厂商交涉或报商检部门索赔。验收合格的医疗设备应由资产管理员及时办理设备资产登记手续。

规范医疗设备的采购行为是一项复杂而且难度较大的系统工程。处理正确，可以建立良好的医疗设备市场运作机制、可以促进设备制造企业和医疗使用单位的共同发展，故应加以正确对待。医疗设备采购规范化管理也是提高医疗设备管理水平的关键，而设备采购又是一项系统性、专业性较强的工作，涉及计划、论证、采购、验收、售后等环节，每一环节都至关重要。只有在采购过程中，建立科学合理的设备采购制度，做到设备管理的程序化、规范化采购管理，才能使每台设备用好、用足，做到物尽其用、物有所值、物超所值，最大限度地发挥医疗设备效能，更好地辅助医院的医疗工作，促进医院的全面建设。

（龚莉玮　张　华　费哲为）

第七章　发挥特长，求精求是，护理部门的探索与实践

在医院的医疗服务中，护理工作与患者的接触最直接、最连续、最密切、最广泛，不仅直接影响着患者在看病就医过程的体验和感受，而且关系到医疗行业和医院服务面貌的改变。护理工作与患者接触最密切，手术再难、再大，从护送病人进手术室协助手术，到术后病人打针输液治疗、化验检查、心理疏导、功能训练、健康教育，直到康复出院，都离不开护理人员。患者是否满意，在很大程度上取决于护理工作的优劣。

因此，护理服务是医院的无形资产。体现了医院价值和信誉，是医院赢得人民群众信赖的基础之一。自我院积极创建三级医疗机构以来，我院护理部十分注重提高护理人员的整体素质修养及护理技术更新，通过改善护理服务、护理专业技术等方面来塑造护理队伍形象，为医院的发展和形象建设工程的创建做出了一定的贡献。

第一节　护理用药安全管理实践与探讨

近年来保证用药安全是国际上高度重视的一个问题，医疗诉讼案件中涉及药物使用纠纷的约占37%。

2004年10月，世界卫生组织（WHO）启动世界病人安全联盟，将安全用药目标作为患者安全目标之一。2010年国家卫生部又将此工作作为重点来抓，要求医院加强用药风险管理，确保用药过程的规范化，使用药风险最小化。同时中国医院协会每年将提高用药安全作为患者安全目标之一。在三级医院等级评审标准

中重点提到患者用药安全。因此如何保障患者用药安全是每个护理管理者共同关注的问题。护士作为药物治疗的直接执行者和观察者，其行为直接影响患者用药安全。护理部作为医院管理部门，对患者用药安全问题负有直接的管理及监督责任。

我院自 2009 年开始创建三级乙等医院，医院护理部受崇明县卫生计生委委托，承担崇明地区各家医院的护理质量督导工作，并担任全岛护理人员相关专业知识的培训任务。目前医院共有病区、门急诊、输液室、配制中心等共 36 个护理单元。护理人员578 名，职称：副主任护师 7 名，占 1.2%；主管护师 252 名，占43.6%；护师 121 名，占 20.9%；护士 198 名，占 34.3%。学历：本科 60 名，占 10.4%；大专 398 名，占 68.8%；中专 120 名，占 20.8%。

护理部历经多年的摸索和实践，在规范护理用药安全管理，保障患者用药安全，确保护士给药流程更加规范、正确等方面有一些方法和举措，现介绍如下：

1. 健全管理制度

针对用药过程中存在的问题利用品管圈现代管理理念，运用PDCA 方法来进行质量改进。自上而下建立新的流程，通过试行—修改—再试行，最终形成制度并执行。护理部重新修订了口服药、注射药、静脉输液核对流程，增订用药重点环节管理应急预案与处理程序等，制订毒、麻药及高浓度电解质管理制度，积极响应国家卫生部发布的静脉治疗护理技术操作规范。

2. 规范药品管理

药物分类分区存放，各类标识清晰醒目。病区设出院带药存放箱，防止混放混用。每位输液病人有专用篮筐，床号醒目，便于拿取。建立"病区基数药登记本"，专人负责检查并登记药品的数量及有效期，对有效期前 3 个月的药物在登记本备注项做红色"△"标记起警示作用。

3. 完善监督机制

成立护理质量管理委员会，由分管院长担任主任，护理部主任担任副主任，安全管理条线对用药安全进行每月抽查，每季度全覆盖检查。鼓励多渠道上报护理用药错误及隐患，对主动上报无后果者不予惩罚。运用激励机制，调动护士积极参与用药安全管理，杜绝用药错误。

4. 更新培训方式

开展"社区医院护理用药安全管理"护理继续教育学习班，强化护士的安全用药意识，提高护士对患者和药品识别的准确性。采用"走出去、请进来"的学习模式，选派护理骨干赴上级医院培训学习，起到以点带面的作用，邀请护理专家来院专题讲座。采取多样化的培训方式，传统授课、情景模拟示教、拍摄"抢救用药执行规范"CD片。

5. 注重细节服务

建立"重点药物使用手册"，制订常用及新进药物使用说明书。制作温馨提示牌，对外出未能及时实施药物治疗的病人，起提示作用，防止漏用药物。制订常见病健康教育手册，及时有效地开展健康宣教和用药指导。建立出院病人电话随访本，询问患者用药效果及不良反应，对患者服药依从性起积极作用。

通过连续的护士护理用药知晓情况、规范用药行为情况监测，可以看到我院护理部的规范用药行为取得了长足的进步（表7-1，表7-2）。

表7-1　2012年~2014年护理用药缺陷、隐患、防差发生情况

年份	住院人数	缺陷				隐患				防差			
		例数	比率(‰)	χ^2	P值	例数	比率(‰)	χ^2	P值	例数	比率(‰)	χ^2	P值
2012年	37347	76	2.03			93	2.49			112	2.99		
2013年	38296	53	1.38	4.707	0.03	79	2.06	5.148	0.023	124	3.23	4.832	0.028
2014年	42086	32	0.76	7.382	0.007	45	1.06	10.635	0.001	162	3.84	3.969	0.046

表 7-2　2012 年、2014 年护士用药规范调查比较

（n＝228 份）

内　容	能级	n	2012 年 掌握率		2014 年 掌握率		χ^2	P 值
			n	%	n	%		
核对依从性	护士	100	85	85	96	96	7.037	0.008
	护师	48	40	83.3	46	95.8	4.019	0.045
	主管护师	80	68	85	78	97.5	7.828	0.005
观察不良反应能力	护士	100	86	86	96	96	6.105	0.013
	护师	48	41	87.5	47	97.9	4.909	0.027
	主管护师	80	62	77.5	76	95	10.329	0.01
高危药管理知晓	护士	100	86	86	97	97	7.779	0.005
	护师	48	39	81.2	46	95.8	5.031	0.025
	主管护师	80	71	88.75	78	97.5	4.783	0.029
专科用药知识知晓	护士	100	88	88	96	96	4.348	0.037
	护师	48	40	91.67	46	97.92	4.019	0.045
	主管护师	80	69	86.25	77	96.25	5.010	0.025
药品不良反应上报流程知晓	护士	100	84	84	95	95	6.438	0.011
	护师	48	40	83.3	46	95.8	4.019	0.045
	主管护师	80	71	88.75	78	97.5	4.783	0.029
药品不良反应应急处理知晓	护士	100	85	85	95	95	5.556	0.018
	护师	48	39	81.2	46	95.8	5.031	0.025
	主管护师	80	70	87.5	77	96.25	4.103	0.043

　　强调管理与监督作用是关键。护理安全是病人的基本需要，是医院生存的根本，是病人择医的标准之一。我院护理用药安全管理水平的提升与管理部门的重视密不可分。护理质量管理委员会由分管院长亲自担任主任，每半年对护理工作中存在的缺陷问题组织分析整改，管理层次更高。医院还鼓励主动上报护理用药缺陷及隐患，充分运用 Singer 等在 2003 年提出的"安全文化"概念，就是"针对系统＋非惩罚性环境"，对主动上报但无后果者不予惩罚，针对典型案例在安全讲评会进行点评，起到引以为戒的作用。对成功杜绝用药错

误、主动上报药物不良反应者运用激励机制给予奖励，由传统的被动性事后分析模式转变为主动汇报潜在隐患，充分调动护士参与用药安全管理的积极性，提高警惕性，尽早发现用药不安全因素。

完善制度并加强执行力是根本。用科学的工作体制弥补不可避免的疏忽是保证护理安全的关键。我院临床科室充分发挥安全教育作用，记录护理工作中发生的隐患及提醒，将每周五设定为安全教育日，护士长组织分析讨论存在问题，并进行如何提高护理质量工作体会交流，提高团队的凝聚力和执行力。护理部规范护士行为，完善相关制度，从临床各个环节入手，贯彻垂直管理。例如注射核对流程的制订，涉及病区办公护士查对医嘱环节，药房正确发药的环节，执行护士正确执行医嘱的行为，根据以上三个重要环节制订各部门之间职责和工作流程。附注射用药核对流程图：输入电脑（病区办公护士）→发送药房（药房发药者）→专人送入病区（药房外送人员）→办公护士凭"集中药单"与针剂核对药名、剂量、数量、有效期、安瓿完整后签名。针剂放在"注射用药盒"（办公护士）→打印注射用"治疗卡"（办公护士）→总对医嘱，包括核对医嘱单、电脑、治疗卡（护士长、办公护士、治疗护士）→注射前甲护士凭"治疗单"排药→乙护士核对、抽取药液、"治疗卡"上核对栏签名→注射时甲护士与患者双向核对，再次核对药名、用法→注射毕核对空安瓿，在"治疗卡"上注明执行时间并签名。

加强培训是保障。用药的安全隐患因素在各级护理人员中都有不同程度的存在，加强培训和教育尤为重要。学习和掌握药理知识是护士工作需要，是提升护理工作质量内涵的需要，更是保证患者安全的需要。我院依据本身的资源优势开展的"社区医院护理用药安全管理"护理继续教育学习班是一个成功典例，学员通过高危药品、新增药品、用药风险意识及注意事项等培训，强化了安全用药意识，感受颇深，满意度极高。因此，将科学的护理安全管理对策推广到崇明地区各家医院，对崇明地区用药安全起到了积极的作用，也推动了我院护理学术水平的提高并扩大了医院的知名度。社会在发展，各种新理论、新技术、新业务不断在涌现，护士的业务素质需提高，因此培训更应规范化和常态化的开展，这是提高护理内涵质量，保障患者安全的有力保障。

优质服务创品牌。随着医学模式的转变及优质护理服务的开展，护士参与患者康复的整个过程。我院护士在用药时及时做好用药指导，治疗操作的间隙随时给患者做健康宣教。制作常见病健康教育手册，存放于护士站便于患者查阅。制订"重点药物使用手册""常用及新进药物使用说明书"，便于护士查阅和学习，在临床用药时熟练掌握和运用。病房悬挂护患沟通本，每月举行公休座谈会，及时反馈患者对护理工作的建议和意见，融洽了护患关系，提高了患者满意度。做好出院病人电话随访，包括询问患者用药效果及不良反应，对患者服药依从性起积极作用，健康宣教的场所延伸到患者家中，取得了良好的社会效益。

管理需要长效化。制度的制订、落实、监管，是一项系统工程，在问卷调查中发现部分护理人员双向核对的依从性在工作繁忙时执行不力，对用药安全相关知识掌握不够，药理知识更新不及时，这些问题在低年资护士身上体现较为明显。为此要进一步加强培养护士养成"慎独"的工作精神，形成制度观念，落实规章制度，并要经常性坚持不懈的进行教育。重点关注年轻护士安全用药相关知识的培训与考核，全面提高护理队伍的整体业务水平。管理者加强管理监督，及时发现安全隐患，护理人员要以严谨、自律的工作态度，杜绝用药差错，确保药物治疗安全。

应用科学的管理手段，运用现代管理方法，本着高标准、严要求的工作作风，加强环节控制，规范操作流程，我院护理用药安全管理上了新的台阶，护理内涵质量得到稳步提高。但随着三级医院的建设，近年来新进护理人员较多，这批护理队伍中相对缺乏临床经验和安全意识，但他们担任着高危时段的主力军角色，护理管理部门应进一步加强对这批人员的培训与监督，使护理安全管理更加制度化、标准化、规范化，为病人提供安全、放心、满意的优质服务。

（吴爱菊　张勤华　郁　红　范绒丽）

第二节　前馈控制在县级医院住院患者防跌倒中的应用

护理部作为全院护理工作的指挥中心，有着举足轻重的地位。在"创三"的大背景下，护理部将护理管理体系不断改进与完善，将先进的管理理念融入临床。

在此过程中，护理部发现各科室发生跌倒的情况时有发生。跌倒是指患者突然或非故意的停顿，倒于地面或倒于比初始位置更低的地方。近年来，跌倒也是各医院住院患者报道最多的不良事件。据文献报道，多数发生跌倒的患者只造成轻度损伤、只有5%～15%的患者造成脑部组织损伤，骨折和脱臼等损害。故如何预防住院患者跌倒将成为县级医院护理工作主要任务之一。

跌倒事件具有突发性及不可预测性，而前馈控制又称"预先控制"则是非常有效的方法之一。只有真正做到了前馈控制，将不良事件遏制在萌芽状态，才能有效防止跌倒的发生，使患者满意，医院满意，社会满意，从而提高护理质量，提升护理内涵。故从2014年开始护理部尝试将前馈控制管理方法运用在预防跌倒方面，已取得较好成果。

前馈控制即预先控制，是指在管理工作开始之前，对管理活动所产生的后果进行预测，并采取预防措施，使可能出现的偏差在事前可以避免，是一种能有效降低损失而带有预防性的控制方式。

我院的防跌倒前馈控制，可以分为两个部分。

一、对人的前馈控制

1. 护理人员对患者层面。护理人员对入院患者应做好跌倒风险评估工作，并对患者及家属加强防跌倒的健康宣教工作。如提醒长时间卧床患者起床时由于体位性低血压引起头昏而导致跌倒。护理人员要经常巡视病房，发现有可能发生跌倒的隐患，及时处理，将意外遏制在萌芽状态。对于已发生的跌倒事件，护理安全管理小组进行事件的根因分析，找出原因并制定相应的整改措施，并加以跟踪，杜绝同类事件的再次发生。在工作中出现的隐患，护士长及时召开护理安全讨论会，组织护理人员相互探讨，共同解决，一起进步。

2. 患者及家属应充分理解护理人员的宣教工作，并学会如何自我保护。患者应学会起床"三部曲"，即首先要完全清醒，然后再慢慢坐起，最后双脚移至床沿，静坐一会儿，再离床缓步。床栏作为夜间预防跌倒的有效手段之一，患者及家属应掌握使用方法。患者同时也应学会呼叫铃的使用方法，一旦有情况，可以及时通知护理人员，采取必要措施。

二、对物的前馈控制

1. 保持地面干燥，如有水渍应及时清理，并放置小心跌倒的黄色警示牌。进入开水间的患者及家属杜绝穿泡沫底鞋子，以防跌倒。

2. 由于住院人数与床位不成比例，医院不得不使用加床，而加床由于狭小，且被安放在走道中，加床患者发生跌倒的情况时有发生，故我院在这方面也做了一些预防工作。首先在加床上面安置了床栏，有效避免了患者从床上滚落而导致跌倒。此外加床附近安置了挂壁式拖线板，有效减少了之前由于地上线路杂乱引起绊倒事件的发生。

我院通过前馈控制管理方法的具体实施，住院患者跌倒发生率从 2013 年 0.97‰下降至 2014 年 0.36‰，发生率明显降低，管理效果显著（表 7-3）。而以往由于住院患者跌倒而引来投诉的情况也时有发生，而自实施前馈控制后患者满意度明显提高。

前馈控制管理方法作为现代新的管理方法，能将风险规避在发生之前，优化了护理安全管理。将前馈控制管理方法运用在住院患者防跌倒中，让护理人员提高安全意识，学会从日常细节处找出并解决隐患，加强防范意识。护理安全小组也可以从发生的跌倒事件中学会根因分析，制定整改措施，减少同类事件的发生。真正实现人人参与护理安全管理，提高护理质量。

表7-3 实施前馈控制管理前后住院患者跌倒发生率的比较

组别	住院人数（例）	跌倒数（例）	发生率（‰）	χ^2值	P值
观察组	38296	37	0.97	11.531	0.001
对照组	42086	15	0.36		

注：实施前馈控制管理方法后，住院患者跌倒发生率明显降低，差异有统计学意义（$P<0.05$）

（黄欢欢　徐英能　范绒丽）

第三节 "品管圈"活动在降低用药核对错误中的应用

品管圈（QCC）是采取发动员工自愿主动组合的方法开展质量促进活动的一种质量管理方式。用药差错在临床实践中是客观存在的，它也是当前医疗纠纷的一个潜在危害因素，安全用药涉及临床医生、护士、药师及信息管理等人员，也包括医疗工作流程、管理体系、信息监控的某些缺陷。由于用药差错的原因多而复杂，美国医院药师学会（ASHP）将用药差错分为12类其中核对错误是常见的原因。近年我院开展创建三级医院工作，围绕"降低风险，保证安全，促进医疗质量持续发展"的核心价值理念，护理部2014年1～12月，为降低用药核对错误的发生率，提高用药安全性，开展了品管圈活动，取得了满意的效果。

一、"品管圈"活动简介

（一）成立品管圈小组及设置圈名

护理部正副主任、医务科科长、药剂科主任、信息科科长、临床护士长2人、临床带教老师3人和秘书1人，共11人，投票选出护理部副主任为组长，护理部主任为辅导员。全体圈员运用头脑风暴法确定圈名"滴水泉"。

（二）主题选定

在用药安全方面，每位圈员依据重要性、院部政策、迫切性、可行性、圈能力，确定本次活动的主题为"降低用药核对错误的发生率"。

（三）现况把握

根据全院各病区的安全记录本上报数据，采用回顾性分析。2014 年 1~3 月发生用药核对错误 15 例，利用柏拉图分析数据，根据"80/20"原理，确定本次活动改善重点为：药物相似导致错误、口服药发错、电子医嘱执行错、转抄错误。

（四）目标设定

依据改善前柏拉图分析结论的 86.67% 为改善重点，本圈圈员自我评估问题解决能力为 80%，目标值计算：目标值＝现况值－（现况值×改善重点比例×圈员能力）＝ 15－（15×86.67%×80%）＝ 5 例，目标设定每季度将用药核对错误发生的例数从目前的 15 例下降至 5 例。

（五）要因分析

根据回顾性调查分析，运用"鱼骨图"，从人、物、管理、环境 4 个方面进行原因分析，得出导致差错的主要原因：①人：护士制度执行力不够；②物：瓶贴未打印、电子医嘱缺自动刷新功能；③管理：口服药排药核对制度不完善、电子医嘱执行流程有缺陷；④药品相似、相近，放置位置不固定，未分区。

（六）对策拟定及实施

根据"鱼骨图"得出的要因，小组会议制定相应对策方案，每位成员从可行性、效果性、自主性进行评分，选出对策内容，以便集中力量高效率解决问题。

（七）设置药品分区放置点

原因：药品外包装、药名、颜色相似，护士执行时只看包装不核对药品信息，反复出现瓶贴贴错。对策：用不同颜色的篮筐，醒目的标签，分区放置，对 5% GS100ml、5% GS250ml、5% GS500ml 等药物相同，剂量不同的大输液用相同颜色高低不等的篮筐放置，药物剂量从小到大，相应的篮筐从低到高的呈阶梯式的排列。

（八）治疗通知单电脑打印

原因：部分瓶贴、通知单未打印，采用手写，出现字迹潦草误读或抄写错误。对策：在信息科的支持下，病区内的各种治疗包括静脉输液瓶贴、静脉、肌内、皮下注射通知单、胰岛素泵通知单均采用电脑打印，消除抄录错误。

（九）口服药管理

原因：①口服药袋标识含义护士理解错误。对策：把标识含义写入查对制度并加强培训。②患者外出，口服药漏发。对策：未发的药放置专区，在该患者床头柜放置提示卡，并做交班记录。③住院患者的盒装药与出院带药混放。对策：分区放置，出院患者的药外套医院专用袋，既方便患者，又有所区分。

（十）电子医嘱管理

原因：①护士录入电子医嘱错误。对策：改变流程，电子医嘱由医生录入，护士负责核对，更新电子医嘱查对制度，制定新的查对流程并加强培训。②电子医嘱更新，医生未及时与护士沟通，护士未及时发现。对策：信息科完善新医嘱的提示程序，医护加强沟通。

通过品管圈活动，我们采取了药物分区放置、制度的更新、流程再造、管理与信息化相结合等措施，充分发挥圈内成员的能力，将活动前用药核对错误的发生例从每季度 15 例降至 5 例；发生率从 2.38‰降至 0.47‰，$P<0.01$，差异有统计学意义（表 7-4）。

表 7-4　2014 年活动前后住院患者用药核对错误的发生情况比较

组别	发生例数/住院总人数	发生率（‰）	χ^2	P
活动前（1~3 月）	15 /6283	2.38		
活动中（7~9 月）	8 /11131	0.72	8.478	0.004
活动后（10~12 月）	5 /10537	0.47	12.127	0.001

随着护理安全管理新项目的应用，临床上会出现一些差错，通过根因分析，促使不断完善制度和流程，为了减少口服药发放的差错率，更优质的服务患者，医院引进自动分包机，按服药时间独立包装，药袋上打印"中"，本意是中饭后口服，但发药护士误认为中班给药，通过案例，我们完善了口服药查对制度，在制度中注明了标识含义。在电子医嘱执行中，我们发现了护士录入错误导致医嘱执行错误，我们探索改变流程，采取医生录入，护士核对的流程，杜绝此类差错的发生。制度和流程修改后，我们先在一个病区试运行，再全院培训推行。

在品管圈活动中能对差错事件进行要因分析，民主的寻找对策，没有牵涉利益的惩罚措施，与自愿报告系统相结合，能为组织提供分享典型差错的平台。在小组成员坦诚的交流中，建立了彼此的信任，当差错事件发生时能客观地从人、物、管理、环境分析问题，不断完善制度，优化流程，而不是单纯的追究差错发生当事人的责任，进行惩罚性处理。我院各科已建立安全教育本，每周科内成员参与讨论，每季度护理部汇总进行安全讲评。因此品管圈活动能很好地营造安全氛围，促进护理安全管理

品管圈作为一种民主的管理模式，培养了"问题意识"，提高了解决问题的能力，将管理模式与信息化工程相结合，随着移动工作站的建立，我院将采用条形码进行身份、药品信息的核对，相信会更好地减少用药核对差错率，为病人提供安全的医疗服务。

（徐英能　顾佳蓓　范绒丽）

第四节　危机管理理论在预防新生儿溢奶误吸管理中的应用

随着母婴同室的建立，刚出生的新生儿由初为人母的产妇喂养及看护，而新生儿由于吸吮及吞咽反射弱，胃容量小，胃呈水平位，胃排空延迟等生理因素导致喂养时易发生溢乳、呕吐或反流而引起误吸，加之产妇及家属缺乏相应经验和护理知识，存在溢奶误吸的风险，一旦误吸，轻者致吸入性肺炎，重者窒息死亡。不仅给患者或家属带来身心伤害，也会增加护士的工作压力。因此，如何成功地规避护理风险，并有效地应对和化解已发生的误吸事件是母婴同室护理安全管理工作的核心任务。有研究表明：78%的危机是因管理不当引起，只有14%的危机不可避免，而几乎所有的危机发生之前都有预警信号。

近年来我院紧扣创建三级医院标准，注重风险管理，保障患者安全的价值理念，我院于2014年在母婴同室的产后病区引入护理危机管理，应用于预防新生儿溢奶误吸，经过1年的实施，取得了较好的效果，现汇报如下。

一、危机管理理论的基本内容

危机管理理论由罗伯特·西斯在《危机管理》一书中提出，他将组织的危机管理划分为：缩减阶段（Reduction）、预备阶段（Readiness）、反应阶段（Response）、恢复阶段（Recovery）。

缩减阶段：是指减少风险发生的可能性和危害性。缩减管理属于前馈控制，贯穿于整个管理过程，当各种安全隐患被去除后，危机管理才是最有效的。可以从环境、结构、系统和人员4个方面进行缩减管理。

预备阶段：即在风险发生前对处理各种风险所作的准备，强化组织的应对能力，策略包括：预警、培训和演习。

反应阶段：在风险来临时应对的办法或策略。高反应力体现在对风险做出正确的判断和及时的应对。

恢复阶段：是指风险问题被控制后，管理者对恢复工作的安排及相关经验的归纳总结。包括：人员的恢复和系统的恢复。

二、研究对象探索

选择 2013 年 1 月~2014 年 12 月收治于我院母婴同室的新生儿 4125 例，以 2014 年 1 月~12 月收治新生儿 1972 例为观察组。以 2013 年 1 月~12 月收治的新生儿 2153 例为对照组，观察组男婴 1025 例，女婴 947 例，平均体重（3432.82±466.42）g，剖宫产 1221 例，顺产 738 例，产钳产 13 例；对照组男婴 1136 例，女婴 1017 例，平均体重（3424.53±474.64）g，剖宫产 1317 例，顺产 824 例，产钳产 12 例。两组患者性别、体重、产式比较差异均无统计学意义（$P>0.05$），具有可比性。

三、危机管理理论应用与工作流程建立

（一）缩减阶段（危机前的预防）

组建质控小组，培训危机管理理论，回顾分析历年溢奶误吸事件的经过与经验教训，在查阅文献的基础上完善"新生儿交接制度""新生儿意外应急处理"流程，分析科室现存的危机环境包括人员、设备、流程、社会环境等，梳理出现存"危机源"。

（二）预备阶段（危机前准备）

建立风险预警机制，制订"母婴同室新生儿呕吐评估表"对易发生呕吐的新生儿加强风险把控。科室吸痰、吸氧装置呈备用状态，保管落实到人。对护理人员进行心肺复苏、吸痰、吸氧操作培训及考核，尤其是新进人员。定期进行安全讲评，培养护理人员主动学习的意识，提高评判性思维、观察能力、慎独精神。组织护理人员根据"新生儿意外应急处理"流程，参与新生儿溢奶误吸模拟情景、实战演习，提高其应急能力和反应速度。采取多渠道多形式的宣教，教会年轻的父母相关新生儿安全喂养的知识，如：喂奶前先换好尿布，尽量鼓励家长少量多次母乳喂养，

喂奶后将婴儿竖抱起并轻拍背，使婴儿将吞咽的空气排出，选择正确卧位取头高脚低斜坡 15~20°的侧卧位等，护理人员多巡视多观察。

（三）反应阶段（危机爆发时的应对）

一旦发生误吸，护理团队应迅速转换到紧急状态，采取现场急救、现场他救和事后补救。现场急救指对新生儿病情做出正确的分析判断，识别其起因、严重程度等，立即进行背部叩击和胸部按压排除异物，必要时气道吸引，保持呼吸道通畅，给予吸氧等措施进行抢救。现场他救指其他护理人员或家属通知医生到场参与抢救。事后补救指情况严重事后继续抗吸入性肺炎治疗。相关护理人员按程序逐级汇报，杜绝蔓延，将危害降到最低。护理管理者必须掌握第一手资料，准确评估风险，按预案积极处理，做好沟通协调与记录。

（四）恢复阶段（危机后的恢复）

积极做好善后工作，重新树立护士与新生儿父母的信任度。误吸抢救结束后对误吸事件全面回顾进行讨论、分析、总结经验教训，针对风险处理过程中已暴露的内部管理问题，特别针对人员、物品配置的合理性、患儿家属的喂养方法、紧急处理预案启动的及时性和有效性，进行调整和改革，避免重蹈覆辙。通过鱼骨图、根因分析法等风险分析方法对安全事件的起因进行深入分析，发掘出组织管理的内部缺陷，并跟踪监督其改进，完善危机管理环节。

危机发生前一般会有预警信号，危机管理要求管理者及时捕捉信号，我们对危机环境进行了分析，包括人员、设备、流程、社会环境。在人员方面：根据母婴同室的产妇数，弹性排班，使床护比达 1：0.6，护士能级的使用，新老搭配，加强护士专科知识及急救技能的培训。在设备方面：将急救仪器设备专人负责，定期维护，确保急救物品呈完备状态。在流程方面：分析发生的误吸事件，优化应急流程。社会环境方面：充分意识到年轻的父母缺乏养育新生儿的知识，在床旁实行一对一、有重点的健康教育，除宣教母乳喂养的优点外，协助早吸吮，勤吸吮、有效吸吮，实施新生儿预防溢奶误吸的策略。自实施危机管理方法后，溢奶误吸发生率从2013年2.32%下降至2014年1.22%，管理效果显著（表7-5）。

表7-5　实施危急管理前后新生儿溢奶误吸发生率的比较

组别	新生儿数（例）	溢奶数（例）	发生率（%）	x^2值	P值
观察组	1972	24	1.22	7.137	0.008
对照组	2153	50	2.32		

注：实施护理危机管理后，新生儿溢奶误吸发生率明显下降，差异有统计学意义（$P<0.05$）

　　有效沟通是建立良好护患关系，预防危机发生的重要保证。通过学习和培训，护理人员掌握了规范的新生儿喂养方法，也了解因为年轻父母缺乏抚养知识，常常会产生紧张焦虑，护士通过一对一的沟通、示范、宣教，帮助初为人母的孕妇学会喂养和观察孩童的知识，并且每小时巡视观察新生儿的进食、睡眠、活动等情况，在交流中建立彼此的信任，同时也能有效发现误吸发生苗头，并及时去除。与患者家属等社会各方人员主动沟通，让他们理解护理工作、掌握患者需求，及时化解矛盾，有利于提高满意度。

　　总结而言，危机管理是一种现代科学管理方法，能指导组织对所有危机发生因素采取行动包括预测、分析、化解、防范等。也是对各种危机情景进行规划抉择、动态调整、化解处理、员工训练等活动过程，通过危机管理应用于预防新生儿误吸，让科室成员提高了安全意识，学会了从已发生的误吸中进行根因分析，强化了护理人员的专业知识，急救能力的培养，增进了护患沟通，优化了"新生儿意外应急处理"流程，逐渐形成了当发生危机事件后从根本上做到对风险问题的"缩减"，更注重对组织系统的审视和反思，实行非惩罚管理，淡化护理人员的个人因素。

　　作为一种新的管理理念，危机管理在临床护理管理中的运用、研究还较少，我院对此进行了简单的尝试，将护理危机管理理论运用于预防新生儿溢奶误吸的安全管理。使危机管理更加完善，是一项长期、持续的工作，须不断培养护士防范危机的意识和能力，不断健全护理管理制度。

（李玉妹　黄欢欢　徐英能）

第八章 打造医院文化,
创造医院价值

　　现代医院的竞争,除了医疗技术,医院整体素质,文明服务的竞争外,更重要的是医院文化的竞争,谁掌握了先进的医院文化,谁就能够掌握医院的发展的主动权。

　　医院文化是医院作为一个特殊的社会组织,在一定的民族文化传统中逐步形成的具有本医院特色的基本信念、价值观念、道德规范、规章制度、生活方式、人文环境以及与此相适应的思维方式和行为方式的总和,它的根本特性是"以人为本、以文化人"。

　　在创建三级医院的过程中,除了积极提升医疗质量、护理水平,公平、公正地进行绩效核算,更为重要的是,作为区域医疗中心,我院积极认真地探索适应本院特征的医院文化建设,并积极推广践行。我们坚信,一家优秀的综合性医院,一定具备独特的医院文化。现将相关内容介绍如下。

第一节　县级公立医院转型期文化建设的实践与探索

　　2009 年,随着上海市"5+3+1"工程的启动,新华医院崇明分院迎来了三级医院建设的历史性机遇。在上海交通大学医学院附属新华医院的全面支援下,历经几年的软硬件建设,医院已被上海市卫生和计划生育委员会审定为上海市三级乙等综合医院。医院尤其在人才强院方面采取了"立足培养、总部派遣、必要引进"的策略,而医院人才结构的多元化带来了员工思想观念的碰撞与交锋,给医院的文化建设带来了挑战。

医院文化只有得到全体医务人员的认可确立，才会对医院发展形成一种良性的内在的自我驱动。为了进一步加强医院文化建设，提高医院整体水平，医院以百年院庆为契机，开展此次调研，以便为医院今后制定合理有效的医院文化发展战略计划提供依据。

2015 年 2 月～4 月，在新华医院崇明分院进行了针对全院的医院文化调查，采用目的抽样法选取具有代表性的不同性别、年龄、职业、职务、人员属性、学历的医务人员 14 名作为研究对象（表8-1）。研究样本量的决定以后面收集的资料与之前的资料出现内容上的重复，且资料分析时不再有新主题出现，资料达到饱和为标准。

表 8-1　抽样人群的基本社会特征

项目	项目分类	人数	百分比（%）
性别	男	9	64
	女	5	36
年龄	23～30	3	21
	31～45	5	36
	46～60	6	43
职业	医生	5	36
	医技	2	14
	护士	2	14
	管理人员	5	36
职务	院领导	2	14
	科主任	6	43
	科员	6	43
人员属性	派遣专家	3	21
	引进人才	4	29
	本土人员	7	50
学历	硕士及以上	7	50
	本科	5	36
	大专及以下	2	14

1. 资料获取

通过面对面半结构化访谈，记录医院员工对本医院文化建设的感受。访谈前向受访者发放知情同意书并承诺保护其隐私，征得受访者同意后开始访谈。根据研究目的设计的访谈提纲包括七个问题：①请您谈谈对医院文化的理解？②您觉得医院文化会影响到您的工作状态、积极性、成就感吗？③本医院二级升三级转型期文化建设方面您接触到了哪些？给您留下了什么样的印象？④您觉得本医院二级升三级转型期文化建设方面有哪些好的经验？哪些不足之处？⑤请您结合自身谈谈怎样来践行医院文化？⑥如果让您来给医院建言献策，您觉得医院文化建设应该从哪些方面来做？怎样才能够做好？⑦您觉得当下首要应该建设好的医院文化是什么？怎样建设？谈谈您的想法。访谈时间为 0.5~1h。访谈过程中不必强行按照访谈提纲的语言和顺序提问，使用笔录和录音，对重要信息及时予以核实与确认，以保证资料的完整性和准确性。

2. 资料分析

访谈结束后，访谈者认真整理所有录音资料，逐字逐句进行转录，并记录受访者的非语言行为，及其所提供的个人基本资料。严格遵循 Colaizzi 七步分析法：①反复聆听录音，将录音和观察材料整理成书面资料；②分析和总结所有访谈资料，找出有重要意义的主题；③对反复出现的主题进行编码；④将编码后的主题汇集；⑤写出详细、无遗漏的描述；⑥辨别出相似的主题；⑦在初步凝练出主题后，以文字形式返回受访者处求证。

一、医院文化建设成果的现况

（一）良好医院形象的重要性

医院留给社会公众的第一印象往往就是其在表层的可以看得见或观察到的外在形象，而且这种印象是比较持久的。"近年医院新建一系列楼宇，环境更加美丽，患者就医体验有了很大改善""医院导向标识清晰，给患者提供更多方便""医院乱停车现象减少，看起来更加整洁""DSA 等医疗设备的投入使用，让岛内百姓可以享受到更优质的医疗资源""医院老楼病房设施、设备老化，影响医疗工作和服务质量""员工工作态度不佳，造成患者不好的就医体验，容易让患者流失"，有 6 名受访者表述了此类主题。

（二）人才队伍建设的重要性

人力资源作为医院最宝贵的资源，蕴藏着巨大的能量。如果医院能够激发出每个人的潜能，就能最大限度地激发医院的发展活力。"医院硕士研究生比例有了较大提高""医院要发展就离不开高学历、经验丰富的医生""在医院文化建设中，要强化人才优先的理念，要充分体现尊重知识""现在医院好多科室医生短缺，希望医院能够想方设法多吸引人才、留住人才""要提供医务人员发展舞台，充分发挥人才作用""希望医院能够加强团队建设""希望医院能够多引进和培养复合型人才""多鼓励年轻医生走出去学习培训"，有 8 名受访者表述了此类主题。

（三）和谐医患关系的重要性

和谐医患关系的形成来源于每一个微小的精细化管理和执行，医德是医患关系中最好的调节剂。"作为医务人员要设身处地为患者着想，使患者能够真正感受到医院的关心和照顾""在诊疗过程中，耐心解答患者及家属疑问，避免产生误解和质疑""患者对医院品牌的关注反映了患者深层次的情感需求，即我了解、我信任""患者如果信任医院，不仅会成为医院忠诚的'顾客'，而且还会影响周围的亲戚朋友选择它""目前很多投诉都是由于医护人员的服务态度问题引起的""由于岛域特点，只要一发生医疗纠纷，大家很快都知道，一定程度上影响患者对医院的认可度""不和谐的医患关系会影响医院的美誉度"，有 7 名受访者表述了此类主题。

（四）媒体舆论宣传的重要性

宣传工作是医院的重要组成部分，承担着塑造品牌形象、弘扬社会风尚、宣传医疗特色、引导患者就医的责任。医院宣传应牢牢把握工作方向，制造正确舆论导向，引领医院优秀文化，促进医院全面持续发展，为塑造和提升医院品牌发挥作用。"骨科1岁半幼童断指再植术成功得到了媒体及时的宣传报道，提高了骨科甚至整个医院的社会影响力""医院发生过很多感人事，但未意识到及时宣传报道的重要性，丢失了很多正面素材""加强通讯员队伍建设，及时报道身边的突发事、新鲜事、感人事""希望医院能够开通官方微信平台，百姓能够在微信上查到医院相关信息，方便百姓就医""门户网站改版后各类栏目内容更趋完善，有利于医院对外宣传""医院一定要紧跟时代潮流，抓好新媒体建设，"有6名受访者表述了此类主题。

二、建设良好医院文化分析的对策分析

（一）加强医院文化建设与提供优良就医环境相结合

医院的物质文化是由院容院貌、就医环境、医务人员的仪容仪表等硬件外表所构成，是医院在社会上外在形象最直接最集中的表现。从访谈中可以看出，员工认为，在二级升三级医院转型期医院的建筑、设备、导向标识等硬环境建设得到了较大的改善，大大提升了医院形象，但新老院区的医疗服务功能、流程体系亟需整合优化，医务人员的精神状态有待改善。干净整洁舒适的就诊环境，员工优雅得体的着装，恰当的言谈举止，积极热情的工作态度，人性化的流程设计等都能让患者感受到充分的人文关怀，感受到医院的良好氛围和服务意识，能够给患者留下较好的第一印象，营造良好的社会口碑。

（二）加强医院文化建设与构建人才竞争平台相结合

人力资源是医院的第一资源，人才队伍是医院建设和发展的根本。在访谈中可以看出医院在二级升三级的转型期面临人才难求，甚至是人才流失的困境。这在一定程度上限制了医疗技术水平的提升速度。医院要把人才看成医院的重要资源，突出人的主体地位，注重人才的潜能开发，努力构建公平、公正、公开的人才竞争平台。针对不同类型、不同层次的人才建立分层分类培养

机制和广覆盖、分层次、开放式的培养体系。建立以特色模式培养人才，优惠政策引进人才，特殊方案激励人才，特殊机制任用人才，特定标准评估人才等特色的人才梯队建设模式。

（三）加强医院文化建设与提升职工人文素养相结合

医务人员人文素养的提升是医院文化建设的重要内容，一支高素质的医护队伍才能充分彰显医院文化。访谈中可以看出医院二级升三级转型期和谐医患关系的重要性，医院依然存在因医护人员服务态度问题而引起的医患纠纷，从而造成了病源的流失。医院可以抓住每年新职工岗前培训契机，通过各种有效途径，重点进行思想政治教育，提升医务人员人文素养，让员工能够主动树立起全心全意为患者服务的思想，从而构建和谐医患关系。

（四）加强医院文化建设与推进网络宣传力度相结合

网络作为信息化时代的崭新载体，充分发挥新媒体优势是医院文化建设的一项重要任务。从访谈中可以看出新时期医院员工都意识到了新媒体宣传的重要性，并且医院也十分重视宣传工作，成立了宣传科。宣传队伍建设是发挥宣传工作作用的保障，医院应建立一支专业精、业务强、效率高的宣传队伍，进一步推进宣传工作的标准化、规范化、科学化。通过网络信息化建设，打造医疗服务平台，完善医院内网、门户网站管理，开通官方微信平台，及时更新充实内容，从而提升医院知名度。

总体而言，医院文化建设可以促进医院提升形象。随着二级医院向三级医院的转型，医院领导者越来越意识到医院文化建设的重要性，只是由于崇明地区的相对封闭性和文化建设本身的漫长性，医院文化建设很难在短期内取得成效。但只要领导者坚持重视，员工积极参与，让员工自觉地将个人追求与医院目标紧密结合，将个人利益融入集体利益，就可以推动医院健康可持续发展。

（朱梨花　王仙卿　沈海球）

第二节　探讨满意度测评机制改进在医院精细化管理中的作用

医院满意度测评工作是一项重要工作，历来每个医院都把满意度测评当成精神文明建设的重要抓手之一。医院文明办是医院的一个职能部门，主要负责全院精神文明建设工作，包括组织、指导、协调、监督、检查精神文明建设工作，并抓好具体任务的贯彻落实，其中还包括制定患者满意度测评方案，讨论通过患者满意度提高方案，并督促实施，强化社会监督，聘请社会监督员，对精神文明建设实施全面监督等。

病人满意度是指人们因健康、疾病、生命质量等各方面的要求而对医疗保健服务产生的期望，基于这种期望，对其经历的医疗服务体验的综合评价。做好病人满意度测评调查工作，了解病人的真实感受，改进医疗服务工作，提升病人满意度是医院永恒的主题之一。当前，医院医患关系相对紧张，如何让病人信赖医护人员，对医院各项工作表示理解和支持是医院提升形象的重要手段。因此，从 2013 年起，医院不断改进满意度测评机制，做到持续改进、不断完善、零距离倾听、全方位覆盖，体现医院精细化管理水平，达到提升病人满意度，提升医院形象的目的。

一、精细化测评对象选取

选取 2013 年 1 月至 2015 年 6 月在新华医院崇明分院的住院患者、门急诊患者、出院患者共 8625 名对象。2013 年 1 月至 2014 年 3 月，住院病人满意度调查问卷每月发放 200 份，出院患者满意度调查采取邮寄信函的方式发出问卷，每季度 300 份。从 2014 年 4 月起，每季度发放问卷。住院患者调查对象是根据科室床位数按一定比例抽取，由志愿者测评小组征求患者知情同意后，进行问卷调查。调查对象，入院时间大于等于 3 天，意识清楚，能配合做问卷，或能对答由工作人员协助完成；排除入院时间小于 3 天、昏迷患者及特殊患者等，分别采用有针对性的问卷进行测评调查，比较前后测评结果，观察变化情况。

二、测评方法改进简介

在 2013 年 1 月~2014 年 3 月，采用常规方法进行测评，2014 年 4~6 月，采用新方法模拟测评，2014 年 7 月至 2015 年 6 月采用新方法测评。常规方法：问卷形式采用住院病人满意度调查和出院病人满意度调查表两类问卷，住院病人满意度调查问卷回收率 100%，出院病人满意度调查回收率 26.6%，然后计算测评结果；新方法：在 2014 年 4 月至 2015 年 6 月，采用新的调查方法进行测评，问卷表采用门急诊病人满意度调查表、医技科室病人满意度调查表、住院病人满意度调查表、职工食堂满意度调查表及出院病人满意度调查表五类问卷，专人测评，门急诊、医技科室、住院病人、职工食堂满意度调查表回收率 100%，出院病人满意度调查回收率平均 28.2%，专人统计，再分析汇总，持续整改，达到精细化管理目的。

三、测评结果

2013 年 1 月~2014 年 3 月，住院病人总体满意度为 98.32%，出院病人满意度为 84.9%，2014 年 4~2015 年 6 月，住院病人总体满意度为 98.45%，出院病人满意度为 85.1%（表 8-2）。从中可以看出，通过细化测评方案、改进测评方法，持续追踪整改措施，医院总体满意度有所提升。

表 8-2 患者满意度测评

项　目	2013 年 1 月~2014 年 3 月	2014 年 4 月~2015 年 6 月	
住院患者满意度	98.32%	98.45%	↑0.13%
出院患者满意度	84.9%	85.1%	↑0.2%

四、总结与分析

满意度测评是精神文明建设的一项重要抓手，开展满意度测评可以促进医院确立"以病人需求为中心"的服务理念，有助于医院发现自身的具体问题，提升服务质量，有助于规范员工行为加强员工医德修养，是医院实行精细化管理的体现，也是政府部门监管医疗服务单位的有效工具。患者满意度测评的价值在于将测评结果应用于医院的管理工作当中，而不是单纯的统计图表与数字。新医改对公立医院的公益性提出了更高的要求，如何切实体现公立医院的社会公益性，成为各医院日益重视的课题。病人满意度作为医院公益性评价的重要指标之一，正受到越来越多的关注。当前，医院提倡精细化管理，更要从细处入手，从小处抓起，完善工作流程，抓好每个环节，环环紧扣，做到无缝链接，才能改进医院工作，提升医院形象。

在改进的测评表中，我们增加了对医院各项工作的督查，如控烟工作，增加"您对科室劝烟控烟情况是否满意（观察劝烟、烟蒂、烟具等情况）"，另对医院信息、标识等增加"您对门急诊就医环境、标识和信息公开是否满意"，还在门急诊测评表中增加了"科室是否准时开诊、有否无故离岗"。在医技科室的测评中增加"科室是否按时出具诊断报告"，同时还增加了"您对配餐员的服务态度是否满意""您对保洁人员的服务态度是否满意""您对护工的服务态度是否满意"等，涵盖了病人在医院所碰到的每一个为他服务或治疗的人员，全范围全程了解了病人在医院的感受。这样可以更好督促或促进其他一些工作，也可以更好地改进医院的面貌、环境等，提升医院的形象。

测评是手段，但测评后的改进是至关重要的。针对每季度测评中发现的问题，我们由专人汇总后，列出共性问题，抓住典型案例，发出书面整改通知，督查具体改进情况，再反馈通报结果。针对一些反复出现的问题，持续跟进，举一反三，共同制定对策，直至解决问题。

随着医疗体制改革的不断深入，人们健康知识的普及，以及就医观念的转变，医疗市场竞争日趋激烈。医院要在竞争中取得优势，必须逐步做到精细化管理，通过管理提升医疗服务品质、提高医疗护理服务水平，才能提高患者的满意度。我院通过对患者满意度测评量表的改进，细化和完善了测评量表的内容，使测评量表更趋科学、合理。同时针对在满意度测评中患者集中反映的问题，医院或科室制订了整改措施，并加强督查，进行回访，将问题持续改进。满意度测评的持续改进正是医院精细化管理的体现，同时对医院的精细化管理起到了积极的推动和促进作用。

（虞伟琴　黄　艳　徐伟平）

第三节　县级公立医院青年志愿者组织认同感现状调查与分析

公立医院是我国医疗卫生服务体系的主体，而县级公立医院是基层医疗卫生服务体系的龙头，是沟通城乡、连接城市大医院与基层医疗卫生机构的桥梁与纽带。

为促进优质医疗资源向郊区下沉，我院从 2009 年开始启动创建三级医院，在上海交通大学医学院附属新华医院总院的全力帮助下，我院医、教、研、管理等方面都得到明显的改善，内涵质量得到大幅提升。团委的建设和发展作为医院改革与发展重要工作之一，我院共青团工作模式紧紧围绕医院工作的中心，把服务病人、培养优秀专业人才、提高医疗质量作为开展工作的主要方向，积极发挥青年团员队伍的先锋模范作用。

志愿者队伍的建设和发展作为团委重点工作之一。我院自 2009 年起创建志愿者队伍，固定志愿者人数有 15 名，主要由院团委成员构成。由于医疗职业特殊性，志愿者大部分来自于临床一线，志愿者工作常常面临"心有余而力不足"的窘境。如何调动基层青年团员的积极性和主动性，不断增强团组织的吸引力、凝聚力和战斗力，使共青团更好地担负起团结青年、带动青年的重任；如何积极鼓励和有效组织医院青年参与各种形式的志愿者活动，发挥医院青年职业优势，以提升技术为目的，积极参与社会公益活动，从而有效提高医院的社会知名度，树立良好的医院形象成为医院转型期间重要的工作之一。

组织认同感是指组织成员在行为与观念诸多方面与其所加入的组织具有一致性，觉得自己在组织中既有理性的契约感和责任感，也有非理性的归属感和依赖感，是成员与组织内在联系的一种心理状态，能够潜在地解释个体在工作场所的许多重要态度和行为表现。

许多研究证明，个体对组织的认同感越强，他越有可能持有组织的观点和采取对组织有利的行动。如何培养青年团员在医院工作中的主人翁精神，更好地调动他们的积极性和主动性参与医院的发展建设工作是尤为重要亟待解决的问题。

为了解县级公立医院青年志愿者对组织认同程度，本研究对我院医院青年志愿者进行了组织认同感的调查研究，并对调查结果进行了统计学分析，以便有针对性地提出管理建议，做好青年志愿者的管理工作。

一、调查对象选择

选择我院 320 名青年志愿者，从中随机抽取 100 名志愿者作为调查对象，抽样比例为 1∶3.2。要求被调查者连续在医院工作6 个月以上，年龄小于 35 周岁，自愿申请为志愿者，并担任志愿者至少 2 个月以上，自愿接受调查。为了保护被调查者隐私，采用匿名方式填写问卷内容，共发放问卷 100 份，回收有效问卷100 份，回收率为 100%。

二、调查方法

采用李保东等编制的组织认同心理问卷，该问卷信效度符合心理测量学要求，由 19 个条目组成，将组织认同心理层面分为 3个维度：利益性组织认同，归属性组织认同和成功性组织认同，分别包含5个、9个和5个条目。采用Likert5点评分，1~5分分别表示：完全不同意、不太同意、说不清、比较同意、完全同意。得分越高，个体的组织认同感水平越高。

三、调查结果

见表8-3、表8-4。

表8-3　人口统计学变量的组织认同感测量结果（均数±标准差）

变量		利益认同	归属认同	成功认同
职称	初级	3.93±0.63	3.54±0.79	4.34±0.64
	中级	4.08±0.72	3.85±0.84	4.41±0.58
专业	医生	4.11±0.75	3.89±0.88	4.42±0.59
	护士	3.98±0.68	3.54±0.79	4.35±0.62
	医技人员	4.08±0.72	3.84±0.83	4.33±0.67
	行政人员	4.01±0.65	3.77±0.82	4.45±0.54
	后勤人员	3.95±0.65	3.35±0.84	4.44±0.55
学历	中专	3.79±0.79	3.46±0.77	4.28±0.64
	大专	4.02±0.88	3.60±0.81	4.34±0.61
	本科及以上	3.90±0.81	3.64±0.86	4.48±0.51

表8-4　人口统计学变量的组织认同感组间差异性

变量	利益性认可		归属性认可		成功性认可	
	t值或χ^2值	P值	t值或χ^2值	P值	t值或χ^2值	P值
职称	-1.860	0.029	-3.099	0.000	-0.881	0.194
工作性质	-2.108	0.017	-3.034	0.001	-1.121	0.172
学历	2.422	0.312	13.69	0.000	1.018	0.576

四、调查结果解读

强烈的归属感是一个组织长盛不衰的内在动力，当个体认为自己是组织中不容忽视、不能分割的一份子，他就会将组织的生命视为自己的生命，愿意努力增强组织的力量，甚至以自己的生命力量延续组织的生命。

莫缀等人认为：归属感包括三个组成部分：①对组织目标或对组织价值观的认同；②渴望成为组织的一员；③愿意为组织的利益做出不懈的努力。

本研究显示，县级公立医院青年志愿者组织认同感各维度因子得分均值大于理论值3，从总体来看，青年志愿者群体的组织认同状况是较为积极的，愿意参与所在组织的事务，将组织的目标作为自己的目标并关心组织的发展。

调查还显示，利益性认同感在不同职务、不同工作性质的青年志愿者中的差异具有统计学意义，归属性认同感在各组间差异均有统计学意义，说明代表员工的根本利益的劳动关系、岗位报酬政策和与之相关的专业教育经历，是直接影响利益和归属认同感的重要因素。而成功性认同感主要与个体在追求自我发展的过程中，组织所提供的评聘选拔制度与培训拓展机遇等方面的平台密切相关。

调查群体的成功性认同感在人口统计学变量各分组间差异无统计学意义，反映出医院青年志愿者寄望于组织的不只是物质利益的满足和情感的归属，还普遍希望能得到更多的专业发展机会。

五、展望与对策

1. 建立青年成才的激励机制，构建青年成才发展平台。组织管理者应青年职工对自身成长发展的迫切愿望，把思想教育工作的着力点放在服务青年成长成才，为优秀青年人才脱颖而出创造条件。积极组织青年读书学习活动，创建学习型组织，提高青年素质，满足青年成才成功的强烈愿望。开展"青年文明号"、"青年岗位能手"、岗位练兵、技能培训等形式多样的活动，实施青年人才振兴计划，竭诚为青年学习成才提供实践平台，为解决青年实际困难和文化需求提供服务，团结带领广大青年立足本职，建功成才。

2. 加强组织文化建设和宣传，提高青年志愿者对组织文化的认同感。积极宣传组织文化的内容和要求，创造浓厚的组织文化氛围；不断完善组织价值观，树立英雄人物和榜样人物作为组织文化的形象代言人，让组织员工从英雄人物的价值追求、工作态度和言行表现中深刻理解组织文化的实质和意义。加强组织文化的培训教育，强化认同组织所倡导的组织文化；组织领导者以身作则，率先垂范。

3. 组织明确的发展运行规划对提高志愿者工作热情有重要作用。组织应根据青年特点和存在问题开展有效的沟通，建立和谐的人际关系，大力宣传组织文化，树立良好的组织形象，增强组织成员的归属感。青年志愿者是单位青年员工的代表，从某种意义上来说，志愿者对自身的要求，工作热情和积极性、主动性相对高于同年龄的非志愿者。志愿者之所以用自己的时间和技术进行志愿服务，其原因大都是出于价值观的体现或对崇高理想的追求，出自于对人民大众的关心和热情。组织明确的发展运行规划对促进志愿的工作热情，提高志愿者工作积极性和主动性都有重要作用。建议组织在对新员工的岗前培训上增加单位运行规划和医院发展前景的教育，增强员工对组织的认同感。

（黄　茜　丁培源　邢　健）

第四节　建立职工健康档案方法的探索

建立完善的职工健康档案，是我院一种现代化的人力资源管理模式，它是人力资源管理模式从对"物"的管理转向对"人"的管理的反映。为职工建立一套完整的健康档案，能够个体化地准确反映职工本人的健康发展趋势，及早发现健康隐患，为职工提供疾病的风险评估和有效的健康干预方法。

在创建三级医院的过程中，我院狠抓医疗质量和服务细节的提高，从硬件升级到软件提升，都离不开广大职工的努力，工会作为医院联系群众的桥梁和纽带，要切实把关心职工落到实处，尝试以职工健康体检为基础，探索建立职工健康档案。在探索的过程中，发现建立职工健康档案对职工本人、对推进工会工作都具有显著的现实意义。

医护人员健康档案工作在我国目前尚处于起步阶段，全国仅有少数医院进行了相关探索，且大都停留在简单的纸质材料留存的阶段，而将电子档案、纸质档案与样本库有机结合的信息化、系统化职工健康档案更是少之又少，我院工会的这一探索比较有意义，现介绍相关工作路径如下：

职工健康管理是一门新生的应用科学，具有自身独特的规律性。我院工会探索构建的职工健康信息档案，是集信息采集、动态追踪、样本保存等功能于一体、符合现代信息技术发展方向的立体健康信息平台。

一、职工健康档案的组建方案

（一）职工健康档案的运作机制

"职工健康档案"在院领导的直接领导下，由工会牵头并负责协调工作，由体检中心负责建档工作的具体实施，各医技科室通力配合，建立分工负责的管理机制，切实实现健康检查信息互通，资源共享，共同做好职工健康状况分析及危险因素预警，使医院对职工的关怀得到真正落实（图8-1）。分步实现职工健康档案的信息化管理，就要充分发挥体检中心、科研中心在职工健康管理工作中重要作用。

（二）"职工健康档案"的结构组成

与其他类型的数据资料不同，健康数据不是孤立的词条，而是需要各类健康数据相互参照、综合分析才具有临床价值。因此，经充分研究，我院职工健康档案由纸质档案、电子档案和样本档案三部分组成（图8-2）。纸质档案主要收集职工的健康体检报告、化验单、检查单等纸质数据；电子档案主要采集职工的个人基本信息、家族遗传史及影像学图片等数据；样本档案主要用

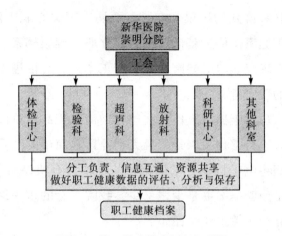

图 8-1　职工健康档案组织机制图

于保存职工健康体检、就医检查时剩余的血液样本，为职工无偿、长期保存送检的标本。

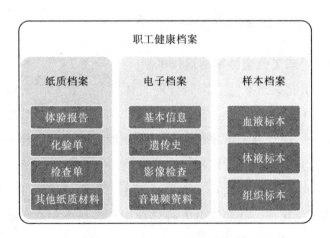

图 8-2　职工健康档案的结构组成

（三）"职工健康档案"资料的收集与整理

职工健康档案应当体现职工最全面的个人健康状况。按照"立足实际、合理有序、适度超前"的总体方针和"人性化、个性化、系统化"的健康管理原则，我院职工健康档案的数据信息包含以下几个方面：

1. 按照医技人员、护理人员、行政后勤人员等采集健康相关的基本信息。

2. 健康档案拟逐步完善职工的各类健康体检、化验、治疗、处方数据。

3. 重大疾病人员和重点关心人员档案单独管理，方便及时更新和家属查阅。

4. 经职工本人同意，为其免费长期保存体检后剩余的送检样本。

（四）"职工健康档案"的推进与落实

广泛宣传、达成共识。院工会利用院周会、职工代表座谈会以及院内 OA 网等途径，向职工广泛宣传建立职工健康档案的目的、意义，了解建立职工健康档案健康资料的采集目录、步骤和方法，唤醒职工对自身健康状况的关注和重视。

签署职工健康档案知情同意书。在广泛宣传动员的基础上，让每位员工自愿签署职工健康档案知情告知书。2014 年，我院共有员工 1223 名，有 1164 位职工签署了知情告知书，签署率达 95.2%。

多部门通力合作，共同完成此项工作。建立完整的职工健康档案资料，我们采取分工负责、信息互通、资源共享的方法，多部门通力合作，认真做好职工健康数据的评估、分析与保存。具体的做法是：医院工会负责牵头调研、组织协调；体检中心具体落实，材料保存、数据整理、数据分析；信息科负责数据库系统对接，数据资料存储；科研中心负责样本档案保存；各医技科室负责数据采集与传送。

二、"职工健康档案"的工作成效

通过分析整理近两年的职工健康体检资料，我们发现，异常结果检出率为 95.2%，行政后勤人员检出率略高于临床医技人员，可能与行政后勤人员年龄略高于临床医技人员有关；高胆固醇血症、高血压、尿路感染占异常检出率的前三位，可能与医务人员工作压力大，不规律生活习惯有关。我们还发现，近两年来我院医务人员肺部疾病、甲状腺疾病的发病率有所上升，2013～

2015年上升了0.2个百分点，且呈年轻化趋势。

根据以上情况，我院工会结合各科医疗专家意见，着手调整了体检方案，优化体检项目，增加了多肿瘤标志物定量检测、超敏甲状腺激素测定及甲状腺超声检查，自2014年起，将原来的胸片改为低剂量肺CT，以提高肺部疾病的早期检出率。在此基础上，利用"时尚新主张"生活课堂这一平台，邀请上级医院的康复科专业康复师，为大家讲授肩颈疾病的预防与康复，现场教授颈椎康复操，缓解职业病困扰。经过一系列的调整，职工对工会工作的满意度由96.8%上升到98.9%，认为工会工作不流于形式、贴近实际、有实效，与时俱进。

虽然我们的工作得到了广大职工的认可，但在实践过程中我们也发现了自身的一些不足：

（一）信息整合不够

职工的健康数据上传医院数据库后，没有统一的关联词，条块分开，导致后期的查询统计工作困难。下一步，我们将联合信息部门和各数据上传部门，统一设置信息关联词，使各部门数据高度整合，实现统一查询。

（二）样本保存不全面

目前样本库保存的职工统一健康体检时采集的各类样本，而职工日常门诊、住院采集的样本还没有得到保存，不能实现连续、动态的保存。下一步，我们将完善这一部分的样本保存工作，在上述实现统一关联词的基础上，通过信息技术的支撑，完成日常样本的保存，进一步为职工提供健康动态跟踪和追溯。

总之，把职工的生命安全和身体健康放在首位，倡导"健康工作"的新理念，实现职工身体健康的动态管理，是我们的初衷。这一初衷不仅体现了医院以人为本的价值理念，更能增强职工的归属感。只有把关心职工、关爱职工和为职工办好事、做实事真正落到实处，才能激发职工爱岗爱院的主人翁精神和奋发向上的工作热情，为医院的建设和发展作贡献。

（姚玉宇　姜　峰　沈忠娣）